평생 관리 NO!
당뇨, 졸업해야 합니다

평생 관리 NO!

당뇨, 졸업해야 합니다

이혜민 지음

BOOK
AGIT

머리말

저는 매일 당뇨인들을 만납니다. 진료실에 앉아 있으면 하루에도 수십 명의 당뇨인들이 찾아옵니다. 어떤 분은 당뇨 진단을 받고 절망에 빠진 채 오고, 어떤 분은 수년간 당뇨약을 복용해도 혈당이 조절되지 않는다며 지친 모습으로 찾아옵니다. 또 어떤 분은 이미 합병증이 진행되었다는 말을 듣고 마지막 희망을 품고 옵니다. 저는 그들에게 늘 이렇게 말합니다.

"당뇨는 졸업할 수 있습니다."

이 말을 들은 많은 당뇨인은 깜짝 놀라며 되묻습니다.

"정말요? 당뇨가 완치될 수도 있나요?"
"평생 약을 먹어야 한다고 들었는데요!"

대부분 사람에게 당뇨는 불치병으로 알려져 있습니다. 의사들도, 주변 사람들도, 인터넷에서도 당뇨는 평생 관리해야 하는 병이라고 말합니다. 당뇨라는 질병을 두려움과 체념의 대상으로 바라보는 것입니다. 당뇨약으로 혈당을 조절하는 것이 최선이고, 합병증을 예방하려면 평생 약을 끊어서는 안 된다고 경고합니다. 그래서 당뇨인들은 점점 더 많은 약을 복용하고, 식사와 운동을 강박적으로 관리하며 살아갑니다.

당뇨인들을 치료하고 연구하기 전까지 저 역시 당뇨는 당뇨약을 먹으며 평생 관리하는 병으로 생각했습니다. 하지만 혈당 관리를 하는데도 합병증이 생기거나 새로운 증상들로 건강을 잃어가는 당뇨인을 보면서 혈당 관리가 최선인가 하는 의구심이 생겼습니다. 여러 연구를 찾고 환자를 치료하며 제가 내린 정답은 '당뇨 졸업'이었습니다. 합병증을 막기 위해서도, 잃어버린 건강을 되찾기 위해서도, 당뇨는 평생 관리를 넘어 당뇨 졸업에 꼭 도전해야 합니다.

당뇨를 졸업하려는 노력으로 되찾은 건강

당뇨를 진료하기 시작할 무렵 제주도에서 오신 한 분이 계셨습니다. 당뇨 진단 당시 당화혈색소가 무려 11.7%나 되었습니다. 환자분께서는 당뇨약에만 평생 의지해서는 안 될 것 같다는 막연한 생각에 더 근본적인 치료를 위해 한의원을 방문했습니다. 당화혈색소가 너무 높으니 치료 기간이 좀 걸리겠다고 말씀드리고 치료를 시작했습니다. 환자분께서는 강한 의지로 당뇨 치료를 시작했고, 주치의와 상의해 당뇨약을 끊어가더니 불과 4개월 만에 당뇨를 졸업하셨습니다. 당뇨약을 모두 단약하고도 당화혈색소가 5.6%까지 낮아진 것이지요.

이분을 보면서 당뇨 졸업이라는 게 실제 가능한 일임을, 그리고 환자분의 의지에 따라 졸업 기간도 그리 오래 걸리지 않는다는 것을 알게 되었습니다. 그리고 당뇨를 졸업하고 나니 오히려 당뇨 진단 전보다 더 건강해졌다는 말씀에 당뇨 졸업이 당뇨만 극복하는 것이 아닌, 이전보다 더욱 건강해질 수 있는 삶의 전환점이 된다는 사실도 깨달았습니다.

당뇨 졸업이 주는 감동과 확신으로 더욱 노력

당뇨인 한 명, 한 명의 졸업은 저에게 새로운 확신을 가져다주었고, 그들의 변화는 언제나 감동적이었습니다. 이 책을 집필하며 가장 많이 떠오른 것은 당뇨인들의 눈빛입니다.

진단을 받았을 때의 절망감, 당뇨약을 복용해도 나아지지 않을 때의 좌절감, 합병증이 찾아왔을 때의 당혹스러운 눈빛이 어느 순간 달라지는 것을 보았습니다. 당뇨 졸업을 이룬 당뇨인들의 눈빛은 희망으로 가득 차 있었습니다. 더 이상 혈당에 얽매이지 않고 자유로운 삶을 자신있게 살아가는 당뇨인들을 보며 정말 큰 보람을 느꼈습니다.

당뇨는 분명 극복할 수 있는 병입니다. 저는 한의사이자 연구자로서 과학적 근거를 바탕으로 당뇨 치료법을 발전시키고자 꾸준히 연구하고 있습니다. 서양인에 비해 작고 약한 췌장 때문에 더욱 졸업이 어려운 한국인 당뇨를 치료하기 위해 여러 연구를 통해 췌장 기능을 회복할 수 있는 처방을 개발했습니다. 현재는 이를 한국인과 마찬가지로 췌장 기능이 허약한 아시아인의 당뇨 치료에 적용하기 위한 노력을 하고 있습니다.

이 책은 당뇨 졸업을 위한 첫걸음

이 책은 단순한 건강 정보서가 아닙니다. 수많은 당뇨인과 함께 쌓아온 치열한 고민과 연구의 결과이며, 실제 당뇨 졸업을 이룬 사람들의 진솔한 이야기로 가득합니다. 그들의 변화와 극복의 과정이 이 책 곳곳에 담겨 있습니다. 이 책을 읽으며 '나도 할 수 있다' 하는 믿음을 얻길 바랍니다. 당뇨 졸업은 결코 몇몇 사람들에게 일어나는 기적 같은 일이 아닙니다. 그것은 수많은 당뇨인이 이미 증명한 가능성입니다.

'정말 당뇨를 졸업할 수 있을까?'라는 의심조차 이 책을 읽으며 점점 희망으로 바뀌게 될 것입니다. 당뇨로 인해 좌절하고 있던 마음에 다시 한번 해낼 수 있다는 용기가 피어날 것입니다.

마지막으로 당뇨 졸업을 위한 연구와 진료라는 길을 함께 걷는 든든한 동료들인 김미리, 김운정, 김지원, 김지현, 박은영, 장효두, 전유경 한의사에게 깊은 감사의 말을 전합니다. 원장님들과 함께 한국형 당뇨를 넘어 아시아 당뇨까지 극복해보고자 합니다. 이러한 의료진들을 도와 묵묵하게 애써주는 전국의 당봄한의원 직원분들께도 깊은 감사의 말을 전합니다. 그리고 당뇨 졸업을 위한 여정을 이미 마쳤거나 혹은 현재 함께하고 계시는 당뇨인들께도 감사의 말과 응원의 마음을 전합니다.

2025년, 당봄한의원에서
이혜민 원장

차례

(4장) 사례로 보는 당뇨 졸업

(5장) 당뇨 졸업을 위한 생활 습관

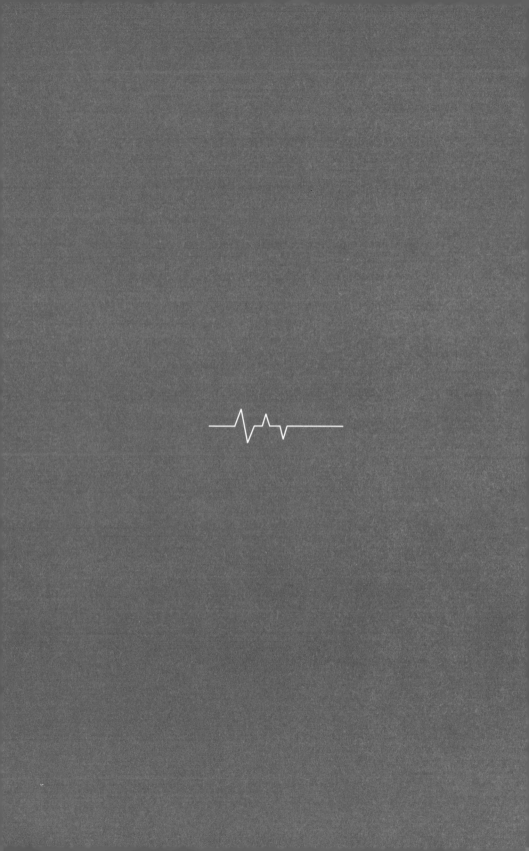

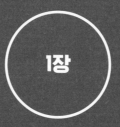

1장

당뇨, 진짜 졸업이
가능할까?

평생 관리해야 한다고만 생각한 당뇨병도 졸업이 가능하다.

지금부터 당뇨 졸업이 어떻게 가능한지에 대한 여러 연구와 합병증의 위험을

줄이기 위해 당뇨 졸업이 왜 필요한지에 대해 알아본다. 무엇보다 긍정적인

의지로 적극적으로 실천한다면, 누구나 당뇨를 졸업할 수 있다. 당뇨를 졸업

하고 더 건강한 삶을 살기 위해 지금 당장 당뇨 졸업을 시작하자.

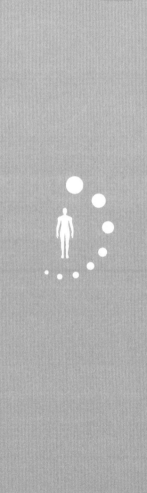

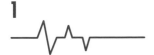

질병 부담이 가장 큰
질병 1위, 당뇨

현대 사회에 당뇨병을 앓는 사람이 점점 증가하고 있으며, 대부분 사람이 이를 평생 관리하며 살아가는 것을 당연하게 여긴다. 그러나 당뇨병이 삶의 질을 크게 저하한다는 연구 결과가 있다. 이 연구는 고려대학교 의과대학 예방의학교실 윤석준 교수 연구팀이 수행한 것으로, 2008년과 2018년의 한국인 질병 부담 지표를 비교 분석한 연구 논문이다.

질병 부담이란 질병으로 인해 겪는 고통, 장애로 인한 어려움, 조기 사망으로 인한 손실 등을 종합적으로 분석해 수치화한 지표를 말한다. 이 지표의 수치가 높을수록 해당 질병으로 인해 삶의 질이 크게 저하되고, 일상생활이 더욱 어려워진다는 것을 의미한다.

이 연구 논문에서는 한국인이 가장 흔히 겪는 288개의 질병을 대상으로 질병 부담 순위를 매겼으며, 2008년과 2018년 모두 당뇨병이 1위를 차지했음을 밝혔다. 이 놀라운 결과를 보고 의사로서 마음이 무거워지는 한편, 동시에 가장 삶의 질이 저하된 사람들을 진료하고 있다는 사실에 큰 사명감도 느꼈다.

질병 순위 2위부터 20위까지는 순위에 많은 변화가 있었는데, 여기에는 디스크나 간경화 등 다양한 질병이 포함되어 있다. 그러나 암, 뇌졸중, 심장 질환과 같은 심각한 질병들을 제치고, 질병 부담이 가장 큰 질병 1위 자리를 10년 전후로 모두 당뇨병이 차지했다.

이런 사실은 당뇨병이 환자를 끊임없이 괴롭히고, 장기간 합병증으로 인해 삶을 힘들게 하는 질병임을 잘 보여준다. 실제로 당뇨병의 합병증이 심각해지면 매우 위험한 상태가 될 수 있다. 심하면 발 괴사, 실명, 투석 등의 문제가 생기며, 뇌혈관 질환이나 심혈관 질환이 발생하기도 한다.

당뇨약을 복용하며 꾸준히 관리하고 노력해도 당뇨병성 합병증은 줄어들지 않으니 당뇨병을 평생 관리해야 하는 병으로 여길 만하다. 하지만 언제까지 평생 관리하며 살아야 할까?

이제는 당뇨 관리에 대한 고정관념에서 벗어나 더욱 적극적으로 '당뇨 졸업'에 도전해야 할 때다. 당뇨 졸업을 통해 당뇨인의 삶은 한층 더 나아질 것이며, 당뇨라는 무거운 짐을 지고 있는 사회 또한 긍정적으로 변화할 것이다. 이제 더는 관리에만 머무르지 않고, 근본적인 해결책을 모색하려는 적극적인 태도를 보이자.

한국인의 삶을 힘들게 하는 질병 상위 20위

	2008년 질병 부담 순위	2018년 질병 부담 순위
1	당뇨병	당뇨병
2	천식	척추관 협착증, 디스크 탈출증
3	만성 폐쇄성 폐질환	만성 폐쇄성 폐질환
4	척추관 협착증 등 요통	심근경색증, 협심증
5	심근경색증, 협심증	골관절염
6	간경화	뇌경색
7	뇌경색	간경화
8	골관절염	낙상
9	교통사고 손상	치매
10	자살	우울증

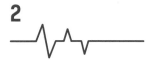

2

완치에 가까운 상태,
당뇨 졸업

당뇨는 정말 졸업이 불가능한 병으로, 평생 관리해야만 할까?

그렇지 않다. 당뇨는 충분히 졸업할 수 있는 병이다. 의학적으로는 '당뇨 졸업'이라는 표현 대신 '당뇨 관해'라는 용어를 사용한다. 당뇨 관해란 완치에 가까운 상태를 의미한다.

당뇨 관해의 기준에 대해서는 여러 주장이 있지만, 이를 종합하면 일반적으로 당뇨약을 끊은 상태에서 6개월 이상 당화혈색소(HbA1c)가 6.5% 미만으로 유지되는 경우를 당뇨 관해로 정의한다.

당뇨 관해를 정의하기 위해 기존에 발표된 당뇨 관해 관련 논문들을 정리하고 분석한 연구 중 〈Defining remission of type 2 diabetes in research studies : A systematic scoping review〉를 살펴보자. 이 논

문에 따르면, 당뇨 관해에 관한 연구를 검색한 결과 무려 8,966개의 논문이 발견되었다고 한다. 이후 중복된 논문들을 제외한 6,772개를 검토하며, 다양한 기준을 적용해 최종적으로 33개국에서 발표된 178개의 연구를 선정했다. 이 연구들은 각각 당뇨 관해를 위해 시행한 방법이 다르고 당뇨병이 관해되었다고 정의한 기준 역시 연구마다 차이가 있다. 이러한 다양한 접근은 당뇨 관해의 정의를 더욱 흥미롭게 만든다. 결론적으로 이 연구는 178개의 논문을 모두 분석한 결과, 관해를 정의하기 위해 충족해야 할 세 가지 조건을 제시했다.

첫 번째 조건은 당뇨약을 복용하지 않는 것이다. 당뇨약을 복용 중이라면 이를 중단해야 하며, 약물을 사용하지 않고도 혈당이 적절한 범위 내에서 유지되어야 한다.

두 번째 조건은 혈당 수치 기준에 관한 것이다. 여기에는 당화혈색소, 공복혈당 또는 식후 2시간 혈당이 포함되는데, 가장 널리 사용된 기준은 당화혈색소가 6.5% 미만이어야 한다는 것이다. 물론 공복 혈당이나 식후 2시간 혈당을 기준으로 사용한 연구도 있었지만, 세 가지 모두를 충족시키기보다는 당화혈색소 하나만 사용하는 것이 더 실용적이라고 판단했다.

세 번째 조건은 적절한 혈당 수치가 일정 기간 유지되어야 한다. 즉, 당화혈색소가 6.5% 미만의 범위 내에서 최소 6개월 이상 지속해서 유지되어야 관해 상태로 인정할 수 있다.

일상 생활에서 혈당이 안정적으로 조절되는 상태

한의사인 나는 진료를 통해 당뇨 졸업에 성공한 환자들을 많이 만나왔다. 그리고 이들의 사례를 더 많은 사람에게 알리기 위해 꾸준히 노력해 왔다. 이는 더 많은 당뇨인이 당뇨를 졸업하고 더욱 건강한 삶을 살길 바라는 마음에서였다. 많은 이가 당뇨 졸업에 대한 희망을 품게 되었다는 응원을 보내주었고, 그 과정에서 몇몇 질문도 받았다.

그중 가장 인상 깊었던 질문이 있다. "짜장면처럼 혈당을 많이 올리는 음식을 계속 먹으면 다시 당뇨가 걸릴 텐데, 졸업이라고 볼수 있나요?"라는 내용이었다. 짜장면과 같은 음식을 과하게 먹으면 혈당이 오르고 당뇨가 걸리거나 재발할 가능성은 당뇨인뿐만 아니라 모든 사람에게 해당하는 일이다. 오히려 혈당을 많이 올리는 음식을 자주 섭취하는데도 당뇨가 생기지 않는다면 그게 더 이상한 일이다.

나는 당뇨 졸업의 기준을 보통 사람들과 비슷한 식사를 하더라도 혈당이 과도하게 오르지 않고, 당뇨가 재발하지 않는 상태로 본다. 실제로 확인한 결과, 당뇨 졸업에 성공한 이들 대부분은 한식과 같은 일반적인 식사를 했을 때 혈당 관리에 큰 문제 없이 건강하게 생활하고 있었다. 이는 당뇨 졸업 과정에서 몸의 혈당 조절 시스템이 정상화되었기 때문에 보통의 식사를 하더라도 혈당이 크게 오르지 않기 때문이다. 이렇게 혈당 조절 시스템이 정상화되어 일상적인 생활에서도 혈당이 안정적으로 조절되는 상태를 '당뇨 졸업'이라 부른다.

당뇨 졸업 이후에도 상태를 유지하는 것

〈Look AHEAD〉 연구에 따르면, 당뇨를 단 한 번 졸업하는 것만으로도 심혈관 질환 발생률이 40%, 신장 질환 발생률이 33% 감소한다고 한다. 더욱 놀라운 점은, 연구에 참여한 참가자 중 14년 동안 4회 이상 당뇨 졸업을 경험한 이들의 경우 심혈관 질환 발생률이 49%, 신장 질환 발생률이 55% 줄어들었다는 것이다.

즉, 당뇨 졸업 상태가 평생 유지되지 않더라도, 단 한 번의 당뇨 졸업 경험만으로도 합병증 발생 위험을 크게 낮출 수 있다. 하지만 "다시 당뇨에 걸리면 말짱 도루묵 아닌가?"라고 질문하는 사람들이 있다. 이는 마치 등산을 할 때 "어차피 내려올 텐데 무엇하러 올라가나?" 하고 묻는 것과 비슷하다고 생각한다. 등산 과정에서 우리의 몸과 마음이 건강해지듯, 당뇨 졸업도 설령 졸업 상태를 영구적으로 유지는 못하더라도 그 경험 자체가 몸과 마음의 건강에 큰 영향을 미친다.

나의 진료 경험과 여러 연구 결과를 종합해 보면, 당뇨는 평생 관리해야 하는 병이 아니라 졸업이 가능한 병이라고 확신한다. 또한, 졸업 이후 당뇨 졸업 상태를 유지하는 것 역시 어렵지 않다. 지금부터 당뇨 졸업이 무엇인지 알아보고, 당뇨에 대한 많은 오해를 바로잡아보자.

3

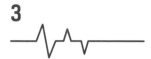

당뇨 졸업에 관한
활발한 연구들

　당뇨병의 졸업(관해)이 가능하다는 연구는 점점 증가하고 있으며, 특히 제2형 당뇨병에서 그 가능성이 더욱 강조되고 있다. 논문 검색 사이트인 '펍메드(PubMed)'에서 당뇨 졸업(관해)에 관한 논문을 검색해 보니, 최근 5년 동안 전 세계적으로 1,332편이 발표되었다. 펍메드에 등록되지 않은 다른 사이트에서 검색되는 논문들까지 포함한다면, 그 숫자는 훨씬 많을 것이다. 이런 사실은 당뇨 졸업에 관한 연구가 활발히 진행되고 있으며, 의미 있는 결과들이 꾸준히 도출되고 있음을 나타낸다. 특히 관련 연구들을 통해 체중 감량과 생활 습관 개선으로 충분히 당뇨 졸업 상태에 도달할 수 있음을 확인할 수 있다. 당뇨 졸업과 관련된 대표적인 연구들을 살펴보자.

1) DIRECT Study (Diabetes Remission Clinical Trial)

제2형 당뇨인에게 체중 감량이 당뇨 관해에 미치는 영향을 평가했다. 연구 결과에 따르면, 저칼로리 식이요법과 체중 감량을 통해 환자의 46%가 당뇨 관해를 달성한 것으로 나타났다. 특히, 15kg 이상의 체중 감량을 이룬 환자들의 경우 86%가 관해를 경험했다. 이는 체중 감량이 당뇨 관해에 있어 매우 중요한 역할을 한다는 것을 보여준다.

(출처: Lean, M. E. J., Leslie, W. S., Darnes, A. C., et al. (2018). "Primary care-led weight management for remission of type 2 diabetes (DiRECT): an open-label, cluster-randomised trial." Lancet, 391(10120), 541-551.)

2) Look AHEAD Study(Action for Health in Diabetes)

체중 감량과 운동이 당뇨인의 장기적인 건강에 미치는 영향을 평가했다. 연구 결과, 체중을 줄이고 생활 습관을 개선한 제2형 당뇨인 중 11.5%가 단 1년 만에 당뇨 관해를 달성한 것으로 나타났다. 이는 체중 감량과 생활 습관 개선이 당뇨 관해에 실질적인 영향을 미친다는 점을 뒷받침한다.

(출처: Gregg, E. W., Chen, H., Wagenknecht, L. E., et al. (2012). "Association of an intensive lifestyle intervention with remission of type 2 diabetes." JAMA, 308(23), 2489-2496.)

3) Bariatric Surgery and Diabetes Remission

비만 환자를 대상으로 시행된 위 우회술과 같은 비만 대사 수술이 당뇨 관해에 매우 효과적인 방법임을 밝혔다. 이 연구에서는 수술받은 환자 중 약 75%가 당뇨 관해를 경험했으며, 수술 후 2년 동안 혈당 수치가 정상으로 유지된 사례가 많았다.

다만, 비만 대사 수술을 받을 정도의 고도비만 환자가 우리나라에는 상대적으로 적기 때문에 이러한 연구 결과가 한국형 당뇨 치료에 직접 적용되기 어렵다는 한계가 있다.

(출처: Mingrone, G., Panunzi, S., De Gaetano, A., et al. (2015). "Bariatric surgery versus conventional medical therapy for type 2 diabetes." Lancet, 386(9997), 964-973.)

4) Virta Health Study(Nutritional Ketosis)

저탄수화물 식이와 영양적 케토시스(저탄수화물 식이를 통해 의도적으로 몸을 지방 연소 모드로 전환하여 혈당 조절과 당뇨 개선을 돕는 상태)를 기반으로 한 모델을 사용하여 제2형 당뇨인의 약 60%가 1년 이내에 당뇨 관해를 달성할 수 있음을 보여주었다. 또한, 인슐린을 사용 중인 환자의 94%가 인슐린을 완전히 중단하거나 용량을 대폭 줄이는 데 성공했다. 이는 저탄수화물 식이와 영양적 케토시스가 제2형 당뇨 관해에 강력한 영향을 미칠 수 있음을 시사한다.

(출처: Hallberg, S. J., McKenzie, A. L., Williams, P. T., et al. (2018). "Effectiveness and safety of a novel care model for the management of type 2 diabetes at 1 year: an open-label, non-randomized, controlled study." Diabetes Therapy, 9(2), 583-612.)

5) University of Glasgow Study on Early Remission

제2형 당뇨병 발병 초기 단계에서 체중을 효과적으로 감량할 경우 관해를 달성할 가능성이 높다는 결론을 제시했다. 연구에 따르면, 체지방이 간과 췌장에 축적되면 당뇨병이 발병할 수 있으나, 체지방을 줄임으로써 췌장의 인슐린 분비 기능이 회복되어 당뇨 관해가 가능하다는 사실이 밝혀졌다. 이는 체중 감량이 당뇨병 치료와 관해에 있어 중요한 역할을 한다는 점을 강조한다.

(출처: Taylor R. (2013). Type 2 diabetes: etiology and reversibility. Diabetes care, 36(4), 1047-1055.)

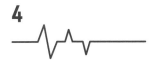

당뇨 졸업을 앞당기는
10%의 체중 감량

    〈ADDITION-Cambridge〉 시험은 당뇨 졸업에 대해 심도 있게 연구한 대표적인 대규모 연구로, 40세에서 69세 사이의 당뇨를 이제 막 진단받은 성인 867명을 대상으로 진행했다. 이 연구는 제2형 당뇨인의 생활 습관 개선, 체중 감량, 당뇨 진단 직후의 관리 전략이 당뇨 관해와 장기적인 건강 결과에 미치는 영향을 평가한 것이다.

    이 연구에서는 당뇨병 진단 후 첫 1년 이내에 체중을 10% 이상 감량한 사람들이 체중 감량을 하지 않은 사람들에 비해 1.77배(약 2배) 더 높은 확률로 당뇨 관해를 달성한 것으로 나타났다. 또한, 비록 첫 1년 이내는 아니더라도 진단 후 1년에서 5년 사이에 체중을 10% 이상 감량한 사람들도 관해 가능성이 2.43배 더 높았다는 결과가 도출되었다. 이는 체중 감량 시점과 상관없이, 체중 감량 자체가 당뇨 관해 가능성을 크게 높이는 중요한 요소임을 보여준다.

즉 전체 참가자 867명 중 30%가 5년 후 당뇨 관해를 달성했으며, 특히 체중을 10% 이상 감량한 사람들이 그렇지 않은 사람들에 비해 관해 가능성이 현저히 높았다. 더욱 주목할 점은, 이 연구에서 체중 감량이 극단적인 칼로리 제한이나 과도한 생활 방식의 변화 없이 이루어졌다는 것이다. 무리하거나 극단적인 방법으로 체중을 감량하면 요요 현상이 올 수 있지만, 적절하고 지속할 수 있는 방법으로 체중 감량에 성공했다는 점에서 의미가 크다.

또한, 비만하지 않은 사람은 체중 감량이 별 효과가 없을 거로 생각할 수 있지만, 뱃살이나 내장지방, 지방간이 있는 경우에는 체중 감량이 필요하다. 그리고 소량의 체중 감량만으로도 당뇨 관리 또는 관해에 상당한 도움이 된다는 점을 기억해야 한다.

5

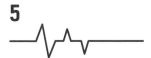

한국인의 당뇨 졸업을 위해
고려할 점

그러나 앞선 연구와는 달리 한국인은 체중 관리만으로 당뇨 졸업이 어려운 경우가 많다. 많은 당뇨인이 체중 감량에 성공하지만, 혈당이 개선되지 않거나 오히려 악화하는 사례도 적지 않다. 나 역시 처음 당뇨 진료를 시작했을 때는 체중 감량이 당뇨 치료에 있어 가장 중요한 요소라고 생각했다. 그러나 오랜 기간 환자들을 진료하며, 한국인의 당뇨 치료에서는 체중 감량만이 답이 아님을 깨달았다.

'당뇨는 살만 빼면 해결된다'라는 고정관념이 틀렸다는 생각은 많은 국내 당뇨 전문의들의 저서에서도 확인할 수 있다. 미국에서도 한국인을 포함한 아시아인의 당뇨 패턴에 의문을 제기하며 연구를 시작했다. 미국에는 아시안 당뇨 센터가 설치된 병원들이 있는데, 이는 아시아계 이민자들의 당뇨 패턴이 미국인과 크게 다르기 때문이다.

서양에서는 고도 비만이 당뇨의 주요 원인이지만, 한국에서는 비만이 아닌 보통 체중의 사람도 당뇨를 앓는 경우가 많다. 이 차이는 당뇨가 단순히 체중 감량만으로는 해결되지 않으며, 한국인 당뇨 치료법과 생활 관리법이 서양의 접근 방식과 달라야 함을 보여준다. 한국인의 당뇨 졸업을 위해서는 몇 가지 특이점을 고려해야 한다.

첫째, 체중 감량만이 답이 아니다

우리나라 당뇨인 중 절반 정도는 비만 체형이지만, 대부분이 경도 비만(비만 1도)에 해당한다. 이는 미국의 고도 비만 환자들과는 큰 차이를 보인다. 이러한 차이로 인해 체중 감량에 성공했음에도 혈당이 기대만큼 개선되지 않거나 오히려 악화되어 당황하는 환자가 많다.

특히, 비만하지 않은 한국형 당뇨인은 오히려 체중이 증가하기를 원하기도 한다. 한의학적 치료를 통해 체중이 증가했음에도 혈당이 낮아진 경우를 자주 접했는데, 이는 체중 감량만으로 해결할 수 없는 당뇨 관리의 특성을 보여준다. 예를 들어, 대구에서 온 마른

체형의 60세 성○○ 님은 한의학적 치료 후 체중이 증가했지만, 혈당이 안정적으로 관리되었다.

둘째, 수면과 스트레스의 영향

현대인의 당뇨는 수면 부족과 스트레스에 큰 영향을 받는다. 과거와 달리 늦은 취침과 불면증으로 인해 깊은 수면을 하지 못하는 사람이 많다. 잠을 자는 동안 뇌는 휴식을 취해야 하지만, 불면 상태에서는 계속 활성화되며 혈당 소모가 증가한다. 결과적으로 혈당이 높아지는 현상이 나타난다.

또한 스트레스는 뇌를 과도하게 자극해 공복 혈당을 상승시키는 주요 요인 중 하나다. 그래서 당뇨 치료는 식이 조절뿐만 아니라 수면과 스트레스 관리를 반드시 함께해야 한다. 그러나 수면과 스트레스를 효과적으로 관리하는 방법이 부족하다는 점이 문제다. 수면과 스트레스 관리를 위해 여러 방법을 시도해 본 결과, 가장 쉽고 효과적인 방법은 발끝치기 운동과 맨발 걷기와 같은 간단한 운동법이었다.

셋째, 선천적인 허약 체질의 문제

한국인의 선천적으로 허약한 체질적 특성이 당뇨에 영향을 미친다. 예를 들어, 한국인과 서양인의 췌장 크기와 기능을 비교한 연구에서, 같은 나이와 동일 체형의 경우 한국인의 췌장이 서양인보다 약 12% 더 작다는 결과가 나왔다.

체격이 작은 한국인은 췌장뿐만 아니라 간, 심장, 소화기관 등 주요 장기의 크기와 기능도 서양인보다 떨어지는 경우가 많다. 이러한 선천적인 허약 체질은 당뇨를 쉽게 유발하며, 한 번 당뇨가 오면 치료와 관리를 더욱 어렵게 한다. 당뇨병성 합병증이 쉽게 발생하는 것도 이와 같은 이유에서다. 그러니 한국형 당뇨를 치료하려면, 선천적으로 약한 장기의 기능을 개선하는 치료가 병행되어야 한다.

한국인의 당뇨 졸업을 위해서는 이와 같은 한국형 당뇨의 특성을 반드시 고려해야 한다. 단순히 약물, 음식 조절, 운동 관리, 체중 감량만으로는 당뇨 졸업에 한계가 있다. 또 혈당 관리가 잘 되더라도 당뇨병성 합병증이 나타날 수 있다는 점을 이해해야 한다. 한국형 당뇨 특성을 반영한 졸업 치료법만이 합병증의 위험을 효과적으로 낮출 수 있다.

6

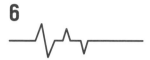

혈당 관리를 잘해도 높아지는
각종 합병증 위험

대부분 사람은 혈당 관리를 잘하면 당뇨병성 합병증의 위험이 줄어든다고 생각한다. 그래서 당뇨병 진단 후에는 당뇨약을 복용하고, 음식 조절과 운동을 통해 혈당 관리를 철저히 하려고 노력한다. 물론 혈당 관리는 당뇨 관리에서 필수이다. 그러나 혈당 관리만으로 당뇨병성 합병증을 완전히 예방할 수 있을까?

많은 통계와 연구 결과에 따르면, 당뇨인들이 당뇨병성 합병증을 예방하려면 혈당 관리를 넘어선 다양한 노력이 필요하다. 무엇보다 건강한 삶을 유지하기 위해서 적극적인 당뇨 졸업이 필요하다. 지금부터 혈당 관리의 한계를 살펴보고, 당뇨병성 합병증 예방을 위한 당뇨 졸업의 필요성과 효과에 대해 자세히 알아보자.

1) 심혈관 질환(Cardiovascular Disease)

당뇨병 환자에서 혈당을 엄격하게 조절하면 심혈관 질환 발생 위험을 줄일 수 있을 것이라는 기대와 달리, 지나치게 엄격한 혈당 조절이 오히려 사망률을 증가시켰다는 연구 결과가 있다. 이는 미국 국립보건원(NIH)이 주관한 〈ACCORD(Action to Control Cardiovascular Risk in Diabetes)〉 연구로, 제2형 당뇨인을 대상으로 진행되었다. 연구는 미국과 캐나다의 77개 센터에서 약 10,251명의 환자를 모집하여 한 그룹은 당화혈색소(HbA1c) 목표를 6.0% 미만으로 설정한 엄격한 집중 치료를, 다른 그룹은 7.0~7.9% 수준으로 관리한 표준 치료를 진행했다.

비교 결과, 집중 치료 그룹은 HbA1c 평균이 6.4%로 낮아졌지만, 심혈관 질환 위험은 오히려 높아졌다. 집중 치료를 한 그룹에서 연간 사망률이 1.41%로, 표준 치료를 한 그룹의 1.14%보다 높게 나타난 것이다. 그래서 연구는 계획된 5.6년의 추적 기간을 다 채우지 못하고 3.5년 만에 조기 종료되었다. 연구진은 지나치게 엄격한 혈당 조절이 심혈관 질환 위험을 줄이는 데 실패했을 뿐만 아니라 환자들에게 해로울 수 있음을 확인했다.

이 연구는 당뇨병 관리에 있어 개별 환자의 상태를 고려한 맞춤형 혈당 목표 설정의 중요함을 보여주었고, 〈Effects of Intensive Glucose Lowering in Type 2 Diabetes〉라는 제목으로 2008년 'The

New England Journal of Medicine' 의학 저널에 발표되었다. 이를 통해, 당뇨병 치료에서 '더 낮은 혈당이 항상 더 좋은 결과를 보장하지 않는다'라는 교훈을 얻게 되었다.

2) 당뇨병성 신장 질환 (Diabetic Kidney Disease, DKD)

신장 기능은 시간이 지나며 서서히 저하되다가 신부전으로 이어질 위험이 있다. 미국 신장재단(NKF)에 따르면, 당뇨인 중 약 40%가 만성 신장 질환(CKD)을 경험한다고 한다. 또한, 미국 질병통제예방센터(CDC)의 통계에 따르면, 당뇨인 중 1/3이 신장이 손상되었으며, 많은 환자가 이를 인지하지 못한 채 시간이 지나 신장 기능이 급격히 악화된다고 한다.

특히 신장 질환은 초기 단계에서는 증상이 거의 나타나지 않기 때문에 환자들이 혈당이 잘 조절되고 있다고 믿는 상황에서도 신장 손상이 진행될 수 있다. 혈당 관리를 잘하고 있는 당뇨인 중에서도 약 20~30%는 결국 신장 손상으로 인해 투석이나 신장 이식이 필요한 상태에 이른다.

3) 당뇨병성 망막병증 (Retinopathy)

당뇨병성 망막병증은 당뇨병의 대표적인 합병증 중 하나로, 혈당 조절이 잘 이루어지더라도 망막의 모세혈관 손상으로 인해 발생할 수 있다. 연구에 따르면, 당뇨병 환자의 약 30%가 망막병증을 경험하며, 장기적으로는 시력 손실이나 실명으로 이어질 위험이 있다고 한다. 특히, 10년 이상 당뇨병을 앓은 환자 중 약 50%가 당뇨병성 망막병증 초기 증상을 보이는 것으로 나타났다. 이는 단순한 혈당 관리만으로는 부족하며, 적극적인 치료와 예방이 필요함을 알려준다.

당뇨병성 망막병증은 한 번 혈관이 손상되면 회복되기 어려운 질환으로, 당뇨 초기부터 예방을 위한 종합적인 치료와 관리가 필요하다.

4) 발 괴사 및 궤양 (Diabetic Foot Ulcers and Gangrene)

당뇨인 중 약 15~25%가 발 궤양을 경험하며, 이 중 상당수가 발 절단으로 이어진다. 이는 혈액순환과 신경 손상이 결합되어 발 부위의 감각이 저하되고, 작은 상처도 치유되지 않으며 감염이 진행되기 때문이다.

당뇨병 전문 학술지 〈Diabetes〉의 연구에 따르면, 당뇨병으로 인해 발 절단이 필요한 환자 중 약 50%는 혈당 관리를 잘하고 있음에도 발생한 당뇨병성 합병증 때문이었다. 이처럼 혈당 관리가 잘 이루어지더라도 많은 당뇨인에게 심혈관 질환, 신장 질환, 망막병증, 발 괴사 및 궤양 등 다양한 합병증이 발생할 수 있다. 현재 대부분 당뇨인은 혈당 관리만 잘 되면 당뇨병성 합병증에서 벗어나 건강해질 것으로 믿는다. 그래서 매일 당뇨약을 복용하며 혈당 관리를 철저히 하려고 노력한다. 그러나 위에서 살펴본 통계들은 혈당 관리만으로는 합병증을 예방하기에 부족하다는 것을 보여준다. 지금부터 혈당 관리가 합병증 예방에 충분하지 않은 이유를 자세히 알아보자.

7

혈당 조절이 잘 되어도
합병증이 발생하는 이유

진료실을 찾은 많은 당뇨인 중에는 혈당 관리를 충실히 했음에도 억울하게 합병증이 발생하는 사례가 많았다. 이러한 환자들을 보면서 현재의 혈당 관리가 합병증 예방에 최선인지에 대해 의문이 들었다.

기억에 남는 환자가 한 분 있다. 서울 성동구에서 온 만 61세 김○○ 님은 당뇨병성 합병증으로 한의원을 찾았다. 이 환자는 본인에게 합병증이 온 것에 대해 참 억울해했다. 그해 1월에 처음 당뇨 진단을 받았는데, 불과 4개월 만에 손발이 따끔거리는 증상이 시작되었고, 그 전부터 종아리에 가끔 쥐가 났다고 한다. 결국 당뇨병성 말초신경병증이 의심되어 한의원을 찾았고, 아들이 의대생이라며 반신반의하면서도 한약 치료를 시작했다.

당화혈색소가 6.6%로 혈당이 잘 조절되는 상태였기에, 당뇨 진단을 받은 지 불과 4개월 만에 말초신경병증이 생겼다는 사실은 정말 의아했다. 그런데 진료하다 보니 이러한 환자들이 한두 명이 아니었다. 당화혈색소가 6.5% 미만, 심지어 6% 미만인데도 합병증이 발생한 사례가 많았다. 망막병증이나 신장 질환도 있었지만, 말초신경병증이 흔하게 나타났다.

혈당을 조절하는 이유는 결국 합병증의 위험을 줄이기 위해서인데, 혈당이 비교적 잘 조절되고 있음에도, 또 혈당이 잘 잡혀도 합병증이 생기는 이유는 무엇일까?

최근 주목받는 '메타볼릭 메모리'

'메타볼릭 메모리(대사 기억, metabolic memory)'는 당뇨인에게 과거의 고혈당 상태가 세포와 조직에 지속적인 영향을 미쳐, 혈당이 정상화된 이후에도 합병증이 계속 진행되는 현상을 말한다. 이는 고혈당이 유발한 유전자의 발현 변화와 밀접한 관련이 있다. 고혈당으로 인해 염증, 산화 스트레스, 미토콘드리아 기능 장애, 세포 노화와 같은 병리적 과정이 촉발되고, 이러한 변화가 세포 수준에서 지속되면서 합병증의 위험이 줄어들지 않는 상황이다.

메타볼릭 메모리의 가장 큰 특징은 일시적인 고혈당 상태가 지나가더라도, 세포 내부에서 일어난 병리적 변화가 장기적으로 남아 합병증의 원인이 된다는 점이다. DNA 메틸화와 히스톤 변형과 같은 에피제네틱 변화는 세포의 유전자 발현을 변화시켜 심혈 관계 합병증, 당뇨병성 신장병증(DKD), 신경병증 등의 합병증 발생에 영향을 미친다. 또한, 산화 스트레스와 염증은 메타볼릭 메모리를 더욱 심화시켜 당뇨병성 합병증의 진행을 가속할 수 있다.

혈당 관리는 합병증 예방의 기본 요소이시만, 메타볼릭 메모리의 영향을 줄이기 위해서는 염증과 산화 스트레스를 줄이기 위한 항산화제와 항염증제, 그리고 에피제네틱 변화를 조절하는 치료제 등이 필요하다. 이처럼 혈당 관리에만 의존하지 않고 다양한 치료 전략을 병행해야 합병증 위험을 줄일 수 있다.

결론적으로, 메타볼릭 메모리는 당뇨병 관리에서 혈당 조절만으로는 부족하다는 점을 보여주며, 당뇨병성 합병증 예방을 위해 다각적인 접근이 필요하다는 교훈을 준다. 그리고 이를 위해 노력하는 과정이 당뇨 관해, 즉 당뇨 졸업이다. 또한, 주목할 점은 최근 커큐민이나 베르베린과 같은 천연물 성분들이 메타볼릭 메모리로 인한 인체의 변화를 치료할 가능성이 있다는 점이다. 지금부터 당뇨 졸업으로 당뇨병성 합병증의 위험을 낮출 수 있음을 연구한 논문을 살펴보자.

8

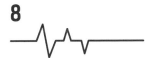

심장과 신장 질환 발생 위험을
낮추는 당뇨 졸업

〈Look AHEAD〉는 제2형 당뇨 관해가 장기적인 건강에 미치는 영향을 연구한 논문이다. 이 연구는 12년에 걸쳐 두 그룹을 비교했는데, 하나는 집중적으로 생활 습관을 개선(ILI)한 그룹이고, 다른 하나는 당뇨병 지원 및 교육(DSE)을 받은 그룹이다.

집중적인 생활 습관 개선 그룹은 칼로리를 제한하고 규칙적으로 운동했으며, 당뇨병 지원 및 교육 그룹은 표준 당뇨 관리 교육을 받았지만 집중적인 생활 습관 개선 프로그램은 받지 않았다.

연구에는 45세에서 76세 사이의 총 4,488명의 제2형 당뇨인이 참여하였다. 연구는 두 그룹에서 관해가 얼마나 발생하는지, 관해가 해마다 유지되고 있는지를 조사하였다. 또한, 관해가 유지되는

〈Look AHEAD〉 연구 논문

Diabetologia (2024) 67:459–469
https://doi.org/10.1007/s00125-023-06048-6

ARTICLE

Impact of remission from type 2 diabetes on long-term health outcomes: findings from the Look AHEAD study

Edward W. Gregg[1,2] · Haiying Chen[3] · Michael P. Bancks[3] · Raoul Manalac[4] · Nisa Maruthur[5] · Medha Munshi[6] · Rena Wing[7] · for the Look AHEAD Research Group

Received: 11 February 2023 / Accepted: 28 September 2023 / Published online: 18 January 2024
© The Author(s) 2024

Abstract

Aims/hypothesis We examined the association of attainment of diabetes remission in the context of a 12 year intensive lifestyle intervention with subsequent incidence of chronic kidney disease (CKD) and CVD.

Methods The Look AHEAD study was a multi-centre RCT comparing the effect of a 12 year intensive lifestyle intervention with that of diabetes support and education on CVD and other long-term health conditions. We compared the incidence of CVD and CKD among 4402 and 4132 participants, respectively, based on achievement and duration of diabetes remission. Participants were 58% female, and had a mean age of 59 years, a duration of diabetes of 6 year and BMI of 35.8 kg/m^2. We applied an epidemiological definition of remission: taking no diabetes medications and having HbA$_{1c}$ <48 mmol/mol (6.5%) at a single point in time. We defined high-risk or very high-risk CKD based on the Kidney Disease Improving Global Outcomes (KDIGO) criteria, and CVD incidence as any occurrence of non-fatal acute myocardial infarction, stroke, admission for angina or CVD death.

Results Participants with evidence of any remission during follow-up had a 33% lower rate of CKD (HR 0.67; 95% CI 0.52, 0.87) and a 40% lower rate of the composite CVD measure (HR 0.60; 95% CI 0.47, 0.79) in multivariate analyses adjusting for HbA$_{1c}$, BP, lipid levels, CVD history, diabetes duration and intervention arm, compared with participants without remission. The magnitude of risk reduction was greatest for participants with evidence of longer-term remission.

Conclusions/interpretation Participants with type 2 diabetes with evidence of remission had a substantially lower incidence of CKD and CVD, respectively, compared with participants who did not achieve remission. This association may be affected by post-baseline improvements in weight, fitness, HbA$_{1c}$ and LDL-cholesterol.

Trial registration ClinicalTrials.gov NCT00017953

Data availability https://repository.niddk.nih.gov/studies/look-ahead/

Keywords Cardiovascular disease · Chronic kidney disease · Diabetes · Lifestyle intervention · Remission · Weight loss

것이 심혈관 질환과 신장 질환 발생 위험률을 얼마나 줄이는지 분석하였다. 정리하자면, 이 연구는 크게 두 가지를 확인하고자 했다.

첫째, 생활 습관 개선과 당뇨병 교육 중 당뇨 관해에 더 효과적인 방법은 무엇인지 살펴본다. 둘째, 관해를 지속해서 유지하는 것이 심장과 신장 질환 발생 위험을 낮추는 데 얼마나 도움을 주는지 알아본다.

이 연구에서 당뇨 관해에 대한 정의는 당뇨약을 복용하지 않고 당화혈색소가 6.5% 미만인 상태로 설정되었다.

과연 생활 습관 개선이 더 효과적이었을까, 아니면 교육이 더 효과적이었을까? 결과에 따르면, 생활 습관을 집중적으로 개선한 그룹이 관해를 더 많이 달성했다고 한다. 교육만 받은 그룹에서는 관해를 달성한 비율이 2%였던 반면, 생활 습관을 개선한 그룹에서는 1년 차에 무려 11.5%가 관해를 달성한 것으로 나타났다.

그리고 관해를 달성하는 것만으로도 심장과 신장 질환의 발생 위험률을 낮출 수 있었다고 한다. 관해를 달성한 참가자들은 관해를 달성하지 못한 참가자들에 비해 심혈관 질환 발생률이 40% 낮아졌고, 신장 질환 발생률은 33% 감소했다. 특히, 관해를 꾸준히 유지한 참가자들은 두 질환의 발생 위험이 크게 감소하는 경향을 보였다. 예를 들어, 최소 4년 이상 관해 상태를 유지한 참가자들은 심혈관 질환 발생률이 49%, 신장 질환 발생률이 55% 감소했다고 한다. 이는 당뇨약을 끊고 당화혈색소가 6.5% 미만인 상태, 즉 당뇨 졸업 상태를 달성하고 이를 꾸준히 유지할 때 합병증의 위험이 더욱 낮아진다는 것을 보여준다.

결국 당뇨에 걸렸을 때 심장과 신장 합병증을 예방하려면 적극적인 당뇨 졸업이 필요하며, 한 번 당뇨 졸업 상태를 달성했다면 이를 유지하기 위해 꾸준히 노력해야 함을 의미한다.

당뇨는 단순한 혈당 문제가 아니라 삶의 질 전반에 영향을 미치는 심각한 질병이다. 특히, 당뇨병성 합병증의 위험성은 예상보다 훨씬 크며, 당뇨가 질병 부담지수에서 10년 연속 1위를 기록하고 있다는 사실은 그 심각성을 더욱 부각시킨다. 이제 당뇨를 평생 관리해야 할 병으로만 인식하는 데서 벗어나, 적극적으로 '당뇨 졸업'을 목표로 삼아야 할 때다.

당뇨 졸업을 위해 가장 필요한 것은 마음가짐

우리는 하루에도 수많은 생각을 한다. 그런데 어떤 생각을 하느냐가 매우 중요하다. 생각이 감정을 바꾸고, 그 감정이 행동으로 이어지기 때문이다. 당뇨를 흔히 '생활습관병'이라고 부르는 이유가 잘못된 생활 습관으로 인해 발생한 병이기 때문이다. 이러한 습관을 개선해야만 당뇨를 극복할 수 있다.

당뇨 졸업을 위해 생활 습관을 개선하려면 행동을 바꿔야 하고, 행동을 바꾸기 위해서는 결국 생각이 바뀌어야 한다. 진정으로 당뇨를 졸업하고 싶다면 먼저 자기 생각부터 변화시키는 것이 중요하다. 당뇨 졸업을 위해 필요한 세 가지 마음가짐에 대해 알아보자.

첫째, 당뇨는 졸업할 수 있는 병이라고 생각해야 한다. 이것이 가장 중요하다. '당뇨는 낫지 않는 병이니 평생 관리가 최선이야!'라고 생각하는 사람과 '당뇨는 졸업 가능한 병이야!'라고 생각하는 사람은 출발선부터 다르다.

마치 특정 대학의 특정 학과에 너무 가고 싶지만, '나는 노력해도 갈 수 없어!'라고 생각하는 사람과 '노력하면 갈 수 있어. 한 번 해보자!'라고 생각하는 사람이 결과에서 차이를 보이는 것과 같다. 오늘부터 '당뇨는 졸업 가능한 병이야!'라고 생각하는 것부터 시작하자. 이 긍정적인 생각이 당뇨 졸업을 위한 첫걸음이 될 것이다.

둘째, 당뇨를 졸업하겠다는 의지를 강하게 세워야 한다. 얼마 전, 복용하던 당뇨약을 모두 끊고 당화혈색소가 6.7%까지 내려간 30대 환자분에게 "이제 당화혈색소를 6.5% 미만으로 낮춰서 졸업까지 가야지요."라고 말했더니, "당뇨 졸업은 생각해 본 적이 없는데요?"라고 대답했다.

당뇨를 졸업해야겠다는 생각과 의지가 없다면 행동이 바뀌지 않는다. 행동이 바뀌지 않으면 당뇨를 만들어낸 잘못된 생활 습관도 달라질 수 없고, 결국 당뇨를 졸업할 수 없다.

당뇨 졸업 인터뷰에 응해 주셨던 한 환자분은 첫 진료 때 "원장님, 3개월 만에 당뇨를 완치시켜 주세요. 시키는 것은 다 하겠습니다."라고 했다. 60대가 넘었지만, 굳은 의지로 의료진이 요청하는 생활 개선을 모두 실천했다. 그리고 결국 당뇨를 졸업했다. 이처럼 의지가 없는 30대 젊은 환자보다, 의지가 있는 60대 중년 환자가 오히려 치료가 더 수월한 경우가 있다. 당뇨를 졸업하고 극복하기 위해서는 반드시 강한 의지가 필요하다.

셋째, 당뇨 진단을 받은 것을 단순히 부정적으로만 바라보지 말고, 오히려 건강을 살필 좋은 기회라고 받아들이자. 당뇨 진단 후 절망에 빠져 낙담하거나 진료실에서 눈물을 보이는 환자들도 있지만, "이번 기회에 건강 관리를 제대로 해서 당뇨 진단받기 전보다 더 건강해져야겠다."라며 긍정적으로 생각하는 분들도 있다.

실제로 후자의 경우, 치료가 더 잘 되고 당뇨를 졸업한 후에는 "당뇨병 덕분에 생활 습관이 바뀌고 컨디션도 나아져서 당뇨 진단 전보다 더 건강해졌습니다."라고 말하는 분들이 많다. 이미 일어난 일을 긍정적으로 바라보는 연습이 중요하다. 당뇨 진단을 받은 것에 낙담하기보다는, 이를 건강을 되돌아보고 개선할 기회로 삼자.

만약 생활 습관 개선이 작심삼일에 그치기 일쑤라면, 당뇨 졸업 후 더욱 건강해질 자기 모습을 상상해 보자. "당뇨를 졸업하겠다!"라는 긍정적인 의지를 가지고 행동을 바꾼다면, 누구나 당뇨를 졸업할 수 있다. 생각이 바뀌면 감정이 변하고, 감정이 변하면 비로소 행동도 변화한다. 당뇨를 졸업하고 더 건강한 삶을 살기 위해 지금 당장 실천해 보자.

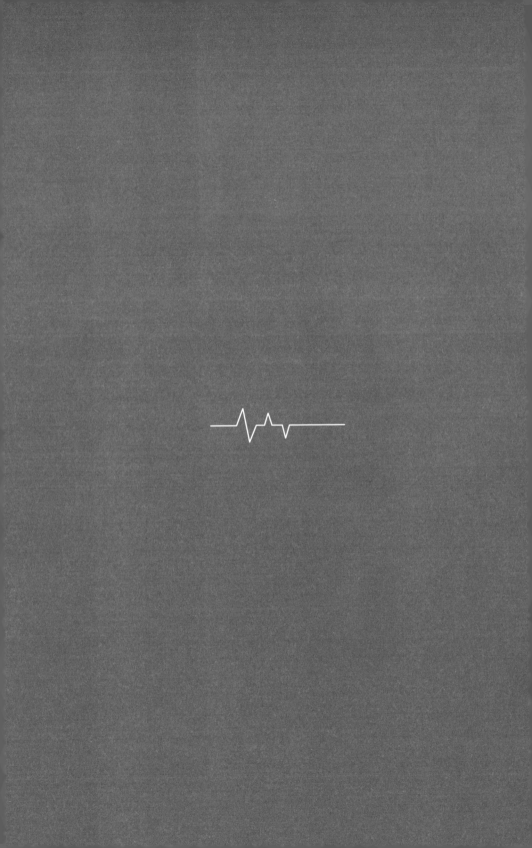

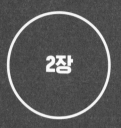

2장

당뇨 졸업을 이루기까지
그 놀라운 여정

한국형 당뇨의 원인과 특성을 분석하고, 한의학적 접근을 통해 근본적인 치료법을 제시한다. 간 기능 개선, 췌장 회복, 장내 미생물 관리로 당뇨와 합병증을 효과적으로 관리하며, 1.5형 당뇨와 마른당뇨 등 한국형 당뇨 유형에 맞춘 치료법을 소개한다.

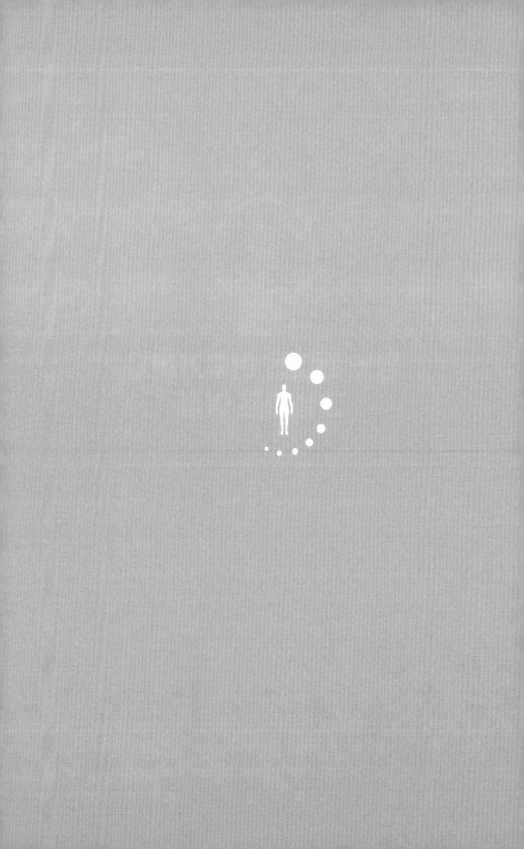

1

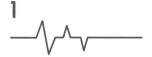

당뇨 치료에 대한
한의학의 가능성

내가 당뇨 분야를 선택한 이유는, 한국인의 혈당 관리 성공률이 당뇨약 복용 후에도 28%에 불과하다는 통계 결과를 확인했기 때문이다. 이 통계는 당뇨 치료에 새로운 접근법이 필요하다는 점을 분명히 보여준다. 당뇨는 여러 생활 습관이 복합적으로 작용해 발생하는 질병이기에, 새로운 대안으로써 다각적으로 접근할 수 있는 한의학의 가능성을 보았다.

실제 《동의보감》 등 전통 한의학 문헌에는 당뇨에 대한 다양한 치료 기록이 남아 있다. 혈당 측정기가 없었던 과거에는 당뇨를 진단하기 위해 소변을 본 뒤, 소변의 포도당 때문에 개미가 모여드는 지를 확인하거나, 직접 소변을 맛보아 단맛이 나는지를 확인했다.

또한, 당뇨병성 합병증과 같은 외부 증상을 통해 당뇨를 진단하기도 했다. 《동의보감》에서는 당뇨병을 '소갈'이나 '소단'이라고 기록했는데, 몸이 점점 소모된다는 의미이다. 현대적으로 해석하면 이는 중증 당뇨병 상태를 지칭하는 표현으로 볼 수 있다. 이에 따라 한의학의 여러 기록에는 중증 당뇨에 대한 치료법이 상세히 다루어져 있다.

최근에는 현대 의학이 크게 발전했음에도 혈당 조절이 되지 않는 환자, 다양한 합병증을 동반한 환자, 그리고 췌장이 서서히 파괴되면서 인슐린 분비가 줄어드는 1.5형 당뇨인들이 점차 증가하고 있다. 이처럼 해결되지 않는 중증 당뇨의 증가 추세를 고려할 때, 《동의보감》 등에 기록된 중증 당뇨에 대한 치료 기록은 현대 당뇨 치료에 있어 귀중한 자산이 된다.

'한국형 당뇨' 그 원인과 문제점

한국에는 살이 찌지도 않았는데 당뇨가 되는 마른당뇨가 무려 50% 가까이 된다. 또한, 비만으로 인해 당뇨가 생겼어도, 서양인보다 비만도가 낮은 경우가 대부분이다. 그러나 이러한 특성에도 한국인은 서양인보다 더 쉽게 당뇨에 걸린다.

더 큰 문제는 많은 한국 당뇨인들이 당뇨약을 복용하고 식사 조절을 병행해도 혈당 조절이 제대로 이루어지지 않는 경우가 많다는 점이다. 이러한 현상은 한국형 당뇨가 서양인과 다른 특징을 가지고 있기 때문이다. 한국인은 서양인보다 선천적으로 허약한 경우가 많으며, 체격이 작을 뿐만 아니라 간 기능과 췌장 기능도 상대적으로 약하다. 간은 혈당을 저장하고 필요할 때 공급하는 핵심 역할을 하지만, 한국인은 간 기능이 약한 경우가 많아 불면, 스트레스, 음주 등으로 인해 혈당이 쉽게 상승한다. 또한, 췌장 기능이 약해 혈당을 낮추기 위해 인슐린 생산량을 증가시키는 과정에서 췌장이 쉽게 피로해지고 기능이 저하된다. 이는 한국에서 췌장 기능 저하로 인해 발생하는 1.5형 당뇨인이 증가하는 주된 이유이다.

그래서 한국형 당뇨를 치료할 때는 단순히 혈당 관리에만 집중할 것이 아니라 간 기능과 췌장 기능을 종합적으로 살펴보고, 부족한 기능을 개선해야 한다. 이러한 접근을 통해서만 당뇨를 건강하게 극복할 수 있으며, 궁극적으로 당뇨를 졸업할 수 있다. 그러나 현재 대부분 당뇨인은 간 기능과 췌장 기능을 고려하지 않은 채 단순히 당뇨약 복용과 음식 관리, 운동에만 의존하고 있다.

더욱 발전하는 한의학 당뇨 치료

　현재 한의학 당뇨 치료는 《동의보감》의 치료를 그대로 답습만 하는 과거형 치료가 아니다. 과학 기술의 발전으로 혈당, 당화혈색소, C-peptide 등 당뇨 분야 진단 기술이 발전했다. 간편해진 진단 기술 덕분에 치료가 잘 되는지도 즉각 확인할 수 있다. 생소한 한의학 당뇨 치료가 많은 환자에게 신뢰를 줄 수 있었던 데는 현대의 진단 기기 역할이 컸다. 또한 당뇨 치료를 위해 복용하는 당뇨약이나 인슐린 주사도 고려해야 한다.

　나는 당뇨약을 더 깊이 있게 이해하기 위해 성균관대학교의 제약산업 대학원에서 공부했으며, 최근 각광받는 마이크로바이옴을 통해 한의학의 가능성을 입증하기 위해 노력하고 있다. 한의학의 지혜에 뿌리를 두지만, 더 많은 사람이 우리의 당뇨 치료에 공감할 것으로 믿는다. 결국 당뇨병은 한의학을 통해 극복될 것임을 확신하기 때문이다.

2

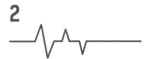

혈당 조절 성공률 28%!
해결책은 간 기능 개선

    당뇨약을 복용하거나 인슐린 주사를 맞아도 혈당 조절 성공률은 겨우 28%에 불과하다. 이러한 낮은 성공률의 주요 원인으로, 현재의 당뇨 치료에서 간 기능에 대한 관리가 제대로 이루어지지 않음을 지적하고 싶다. 대부분 당뇨인이 혈당이 높을 때 간을 치료해야 한다는 이야기를 들어본 적 없을 것이다. 그래서 당뇨와 간의 연관성을 이야기하면 의아하게 여기며, "당뇨는 췌장과 관련된 병 아닌가요?"라고 반문하기도 한다.

    물론 당뇨는 췌장과 관련된 질환이 맞다. 그러나 동시에 간과도 밀접한 관련이 있는 병이다. 사실 당뇨는 췌장보다 간과 더 깊은 연관성을 가진다. 그 이유는 당뇨병의 유형에서 찾을 수 있다. 췌장의 인슐린 분비에 문제가 있는 당뇨병은 '1형 당뇨'라고 불리며, 췌장의 인슐린 분비가 정상임에도 발생하는 당뇨병은 '2형 당뇨'라고 한다.

성인 당뇨인의 대다수는 췌장의 인슐린 분비가 정상인 2형 당뇨에 해당한다. 즉, 대부분 췌장이 정상적인 상태를 유지하고 있다. 물론 나이가 들고 당뇨병에 걸린 기간이 길어지면서 췌장 기능이 점차 약화되기도 한다. 그러나 성인에게 흔히 발생하는 2형 당뇨는 췌장 자체의 문제가 아니라는 점이 중요하다.

간 기능이 정상인지 확인하는 방법

당뇨를 진단받았다면, 가장 먼저 간 기능이 정상인지 확인해야 한다. 간 기능에 문제가 있다고 하면, 많은 환자가 혈액검사 결과 간에는 이상이 없었다고 말한다. 그러나 혈액검사에서 간 수치가 높게 나타난 것은 이미 간 기능이 크게 저하되고 직접적인 문제가 발생했음을 의미한다. 반대로 간 수치가 정상 범위에 있다 하더라도 간 기능이 저하되었다면 혈당 조절이 어렵기에 항상 간 기능이 정상인지에 살펴야 한다.

평소 간의 상태를 살필 방법 중 하나는 손톱이다. 건강한 손톱은 매끈하고 붉은색을 띠어야 한다. 손톱이 거칠거나 색이 옅어졌다면 간 기능이 저하되었음을 의미한다. 특히 손톱이 흰색에 가까워진다면 간 기능이 더욱 악화된 상태이며, 손톱에 꺼끌꺼끌한 세로줄 무늬가 생겼다면, 심지어 검은 세로선이 생겼다면 간 기능이 심각하게 저하된 것으로 볼 수 있다.

눈의 흰자위도 간 상태를 알 수 있는 중요한 단서다. 건강한 눈의 흰자위는 맑고 투명해야 한다. 그러나 흰자위가 붉거나 탁하다면 간 기능이 저하되었을 가능성이 높다. 그 밖에도 다리에 쥐가 자주 나는 경우, 얼굴빛이나 손바닥의 색이 노랗게 변하는 경우 역시 간 기능 저하의 신호로 볼 수 있다.

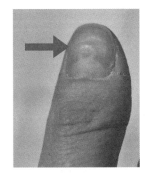

간 기능 이상으로 손톱에 움푹하게 골을 만든
가로 주름이 생겼다.

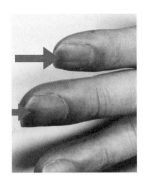

간 기능 이상으로 손톱에 검은색 세로선들이 생겼다.

간 기능이 떨어지면 혈당 조절이 안 되는 이유

간은 혈당을 저장하는 거대한 댐과 같은 역할을 한다. 댐이 물을 저장했다가 필요할 때 물을 방출하듯이, 간은 혈당을 저장했다가 필요할 때 이를 방출한다. 의학 서적에서 간의 기능을 찾아보면 다음과 같은 내용을 확인할 수 있다.

> 간은 문맥을 통해 유입된 포도장을 글리코겐(glycogen) 형태로 저장한다. 글리코겐은 신체 내에서 필요시 포도당으로 다시 전환되어 혈당을 유지하고, 여기에서 유도된 포도당은 연소되어 생체 활동에 필요한 에너지를 발생시킨다. 이렇듯 간이 탄수화물 대사에서 중요한 역할을 담당하기 때문에 만성 간 질환 환자는 혈당이 잘 조절되지 않을 수 있다.

간은 포도당을 글리코겐 형태로 저장했다가 필요할 때 이를 다시 포도당으로 전환하여 인체 곳곳에 공급한다. 이러한 과정은 간이 혈당 조절에서 핵심적인 역할을 한다는 점을 보여준다. 그러나 만성 간 질환 환자라면 간 기능에 문제가 생기면서 혈당 조절이 제대로 이루어지지 않는다.

실제로 지방간은 당뇨 발생 위험을 크게 높인다는 연구 결과가 있다. 서울아산병원의 조사에 따르면, 지방간이 있는 사람은 당뇨 발생 위험이 1.8배 높다. 혈당 조절에서 댐과 같은 역할을 하는 간 기능이 저하되어 댐의 역할을 제대로 수행하지 못하면, 혈관 속에 저장되지 못한 포도당이 많아지면서 혈당 조절에 어려움이 발생한다.

　매일 수면 시간이 부족하면 간이 피로해지고 혈당 저장 기능이 저하된다. 그래서 수면 습관은 혈당 조절에 매우 중요한 요소이다. 또한 술을 자주 마시면, 간은 알코올을 해독하느라 점점 지치게 되어 혈당이 상승한다.

　문제는 사람마다 간의 기능 정도가 다르다는 점이다. 마치 주량이 개인마다 다르듯, 간의 기능도 개인차가 있다. 어떤 사람들은 술을 마시고 늦게 잠을 자더라도 간이 튼튼해 견딜 수 있지만, 한국을 비롯한 많은 아시아인은 유전적으로 간 기능이 약한 경우가 많아 당뇨에 더욱 취약하다. 심지어 간 기능이 매우 약하게 타고난 사람이라면, 충분히 잠을 자고 술을 마시지 않아도 혈당이 상승하거나 당뇨가 발생할 수 있다.

　그러니 당뇨에 걸렸다면 가장 먼저 간 기능을 개선하는 데 집중해야 한다. 당뇨인들에게 음식만큼이나 간 기능 개선을 위한 수면의 중요성을 강조하는 이유가 여기에 있다. 또한 간 기능 개선에 도움을 주는 한약 처방을 통해 많은 당뇨인을 치료할 수 있다. 다음은 간 기능 저하로 인해 당뇨가 발생한 대표적인 사례이다.

실제 치료 사례 **간 기능을 개선해 시아버지의 당뇨를 치료**

시아버님은 식사 관리도 잘하시고 운동도 열심히 하는데도 어느 날 당뇨가 찾아왔다. 간 기능이 약해지면서 혈당 조절이 어려워졌기 때문이다. 자꾸 살이 빠지기 시작해서 병원에서 당화혈색소를 측정해보니 12.1%가 나왔다. 그래서 당뇨약을 복용하기 시작했는데, 문제는 당뇨약을 먹어도 당화혈색소가 떨어지지 않고 당뇨로 인한 증상이 더욱 심해졌다. 처음부터 한방 당뇨 치료를 권했지만, 당뇨약을 드시며 스스로 식사 관리와 운동을 열심히 해보겠다고 하셨다. 그런데 아무리 관리해도 당뇨 증상이 더욱 심해질 뿐이었다. 당뇨약과 생활 관리만으로는 해결하기 어렵다는 것을 깨달은 후 한약 치료를 시작했다.

진단을 해보니 인슐린 분비량은 정상이었는데 한의학적으로 간 기능이 매우 좋지 않았다. 간의 상태를 외부에서 알 수 있는 손톱은 거칠었고 세로로 줄무늬가 있었다. 역시 간의 상태를 나타내는 눈의 흰자위도 충혈이 자주 되었다. 얼굴색도 노란빛을 띠면서 칙칙해진 상태였다. 곧바로 간 기능을 개선할 수 있는 한약 치료를 시작하였고, 한 달쯤 지났을 때 눈의 충혈 정도가 덜해지며 안색이 밝아졌다. 그리고 갈증도 이전보다 덜 난다고 했다. 꾸준히 한약을 복용하고 7개월 뒤 당화혈색소를 측정하니 당화혈색소가 8.2%로 줄어들었으며, 몸의 피로감도 덜하고 컨디션도 좋다고 했다.

그런데 시아버님은 살이 많이 빠진 상태였다. 식사량을 너무 극단적으로 줄였고, 운동량도 너무 많다는 생각이 들었다. 그래서 한식을 충분히 섭취하고 운동도 식후 30분 정도 하루 1시간에서 2시간만 하라고 권유했다. 하지만 당뇨는 식사를 줄이고 운동량을 늘려야 한다는 생각이 강해서인지 자신의 생활 방식을 고집하셨다. 그래서 지속하기 어려운 무리한 음식 조절이나 운동 중심의 생활보다는 장기적으로 지속 가능한 한식 위주의 식사, 꾸준한 운동을 중심으로 충분한 수면과 스트레스 관리까지 병행하는 게 더 중요하다고 설명했다. 그 이후 생활 습관을 조금씩 바꿔가셨고, 그렇게 1년 동안 꾸준히 치료했다. 1년이 지난 뒤 시아버님의 당화혈색소는 7.9%가 되었고, 당뇨약도 모두 끊었을 뿐만 아니라 빠졌던 체중도 많이 회복되었다. 식사도 무리하지 않은 선에서 음식을 편하게 즐긴다. 또 가끔 친구분들과 가볍게 음주를 즐겨도 혈당이 치솟지 않아 모임에도 참여할 수 있었다.

그 뒤로도 꾸준히 한약 치료와 생활 관리 중인데 당화혈색소는 7%대를 유지 중이며, 가장 최근에는 7.2%가 나왔다. 시아버님은 70대이기 때문에 당뇨약을 복용하지 않는 상태에서 당화혈색소 수치 7.2%이니 괜찮은 편이다. 물론 당뇨약을 먹지 않고, 6.5% 미만이어야 한다는 일반적인 당뇨 관해 조건에는 만족하지 못하지만, 65세 이상의 당뇨인의 경우 당뇨약을 먹거나 인슐린을 맞으면서 당화혈색소 조절 목표는 6.5% 미만이 아닌 7.5% 미만으로 두기 때문에 이정도 수치면 괜찮다고 본다. 그리고 앞으로도 시아버님의 당뇨 치료를 책임지기로 했고, 6.5% 미만까지 낮추는 걸 1차 목표로 삼기로 했다.

시아버님의 당뇨 사례는 간 기능이 떨어지는 당뇨인의 대표적인 경우이다. 많은 사람이 간 기능과 당뇨가 아무런 관련이 없다고 생각한다. 자주 충혈되는 눈, 거칠어진 손톱, 누런색을 띠는 얼굴 등은 당뇨와 관련 없는 증상으로 생각한다. 그래서 간 기능을 개선하기보다는 당뇨약만으로 평생 관리해야 한다고 생각한다. 더불어 당뇨약을 계속 복용하며 탄수화물을 줄이고 운동량을 늘리면 합병증 또한 없을 것으로 생각한다. 하지만 한국형 당뇨의 경우에 떨어진 간기능을 개선하면 당뇨를 극복할 수 있다. 더불어 살이 빠지고 피로감이 심해지고 소변이 잦아지는 등 불편한 증상도 개선된다.

날짜	HbA1c	insulin	C-peptide
23.7.13 ⑭	7.4%		
.9.1	7.6%	2시간 16단위	7.4%
24.5.13	7%		
24.12.04	7.2%		

시아버님의 당화혈색소 변화 검사지

3

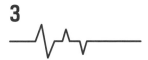

당뇨병성 말초신경병증
즉 당뇨 발저림의 치료

당뇨 발저림이 생기면 흔히 '딱히 방법이 없다. 더 심해지지 않기를 바라는 수밖에 없다'라고 생각한다. 그러나 당뇨 발저림은 완화될 수 있다. 실제 당봄한의원에서 진료받은 당뇨 발저림 환자들의 치료 결과를 분석한 통계에 따르면, 2019년 1월부터 2020년 12월까지 당뇨 발저림으로 6개월 이상 치료받은 34명의 당뇨인 중에서 당뇨 발저림이 줄었거나 완화됐다고 답한 환자는 88.2%에 달한다.

우리는 88.2%라는 수치에 주목해야 한다. 이는 진통제가 아닌 한약을 통해 얻은 결과이기 때문이다. 한의학적 치료가 당뇨 발저림에 어떤 도움을 주는지 알아보자.

간 치료로 당뇨 발저림을 완화

당뇨 발저림의 치료 해답 역시 '간'에 있다. 한의학에서는 간이 근육을 주관한다고 본다. 간이 근육을 주관하는 만큼, 간 기능이 좋지 않으면 근육에도 이상이 생겨서 저리거나 찌릿한 증상, 쥐가 나는 증상이 나타날 수 있다. 특히 간에 문제가 있을 때 이러한 증상이 밤에 더 심해지는 경향이 있다. 마찬가지로, 당뇨 발저림 또한 낮보다 밤에 더 불편함을 호소하는 편이다.

그래서 한의학에서는 당뇨 발저림 치료 시 기본적으로 간 치료에 집중한다. 실제로 간 치료를 통해 당뇨 발저림이 완화된 사례를 살펴보자.

실제 치료 사례 간 기능과 혈액순환을 촉진해 당뇨 발저림을 치료

경기도 화성시에 거주하는 56세 이○○ 님은 첫 내원 당시 당화혈색소가 8.5%였으며, 당뇨 발저림으로 인해 잠을 잘 수 없을 정도로 증상이 심각한 상태였다. 병원의 권고대로 음식과 운동을 관리하고, 인슐린을 15단위씩 투여했지만, 혈당은 안정되지 않았고, 당뇨 발저림까지 겹쳐 발 괴사에 대한 큰 불안을 느꼈다. 발 괴사만큼은 막아야겠다는 결심으로 근본적인 치료를 위해 한방 치료를 시작했다.

한의학적 진단 결과, 간 기능이 저하된 상태로 확인되어 간 기능을 개선하는 데 집중한 치료가 진행되었다. 그 결과, 당화혈색소가 8.5%에서 6.5%로 낮아졌고, 당뇨 발저림도 완전히 사라졌다. 간은 혈당을 조절하는 주요 장기이며, 당뇨 발저림과도 밀접한 관련이 있는 장기이기 때문에 한약 치료로 간 기능이 회복되면서 발저림이 줄고 혈당도 안정된 것이다.

이 환자는 총 6개월간 치료받았다. 초기 4개월은 간 기능 회복에 집중하여 발저림 증상이 완전히 사라졌으나, 발이 시린 증상은 여전히 남아 있었다. 특히 날씨가 추워지면 증상이 심해지고 불편함이 증가하여, 이후 2개월은 혈액순환을 촉진하고 손발을 따뜻하게 하는 치료가 추가로 이루어졌다.

이 사례는 당뇨 발저림이 간 기능 치료를 통해 완화될 수 있다는 점과 혈액순환 개선을 통해 차갑고 시린 증상 등 당뇨 발저림과 함께 나타나는 추가적인 증상들을 치료할 수 있음을 보여준다.

한의학으로 당뇨 발괴사를 치료

당뇨 발괴사도 마찬가지이다. 당뇨 발괴사는 주로 혈액순환이 극도로 저하되어 손발이 차가워지고, 피부색이 변하며 상처가 낫지 않아 궤양과 괴사로 진행되는 질환이다. 그래서 단순히 간 기능을 회복시키는 것만으로는 궤양이나 괴사를 치료할 수 없다. 혈액순환이 원활해지고, 몸 전체의 체온이 상승하여 손발도 따뜻해져야 하며, 염증이 줄어들고, 상처를 회복할 힘이 있어야 증상이 호전된다. 이에 관한 실제 사례를 살펴보자.

실제 치료 사례 발가락 절단을 막은 한방 치료

부산광역시에 거주하는 56세 장○○ 님은 당뇨 발저림과 당뇨발 괴사 증상을 모두 앓고 있었다. 발등의 피부 색이 변하고 악취가 난다고 호소했으며, 발저림과 함께 감각 저하 증상도 있었다. 악취의 원인을 확인한 결과, 새끼발가락 쪽 발날에 난 상처 때문이었다. 병원에서는 상처를 검사한 뒤 발가락 절단 가능성을 경고한 상태였다. 이 환자는 이미 반대편 발가락을 작년에 절단한 경험이 있었기 때문에 절단을 막기 위해 한방 치료를 서둘러 시작했다.

한약 복용 후 8일 만에 상처가 눈에 띄게 줄었고, 약 한 달간 복용하자 상처가 거의 아물었다. 이 환자는 처음에 발 저림, 감각 저하, 통증과 같은 불편한 증상을 참고 견디다가 결국 상처가 깊어졌고, 악취가 날 정도로 심각해지자 서둘러 한의학 치료를 시작했다. 만약 치료가 늦어져 발의 궤양이 더 커졌다면 치료가 더욱 어렵고 치료 기간 또한 길어졌을 것이다. 이 사례는 당뇨병성 말초신경병중으로 인한 증상이 나타나면 참고 견딜 것이 아니라 하루빨리 한의학 치료를 시작해야 함을 보여준다.

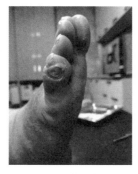
한약 치료 전

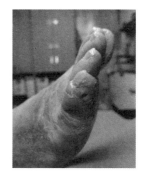
한약 복용 8일 차

당뇨 발저림과 당뇨 발괴사를 걱정하는 당뇨인들에게 한의학적 치료는 분명히 희망이 될 수 있다. 이미 88.2%의 환자가 증상 호전을 경험했다는 통계를 바탕으로, 한방 치료를 자신 있게 권한다. 당뇨 발저림 치료는 물론, 새살이 돋고 검게 변했던 피부색이 회복되고 있는 당뇨 발괴사 사례까지 매우 희망적인 결과를 보여준다.

특히 당뇨 발저림과 당뇨 발괴사와 같은 합병증은 한의학이 반드시 해결해야 할 문제라고 생각한다. 이러한 이유로 한의사로서 사명감을 가지고 끊임없이 연구하며 진료에 임하고 있다.

다음 7가지 증상 중 하나라도 발생했다면, 당뇨 발저림과 당뇨 발괴사로 진행될 수 있는 신호이니 꼭 한방 치료를 시작하는 게 좋다.

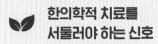

한의학적 치료를
서둘러야 하는 신호

1. 손발이 매우 차갑고, 찬물에 손발을 담그면 감각이 둔해진다.
2. 피부색이 바뀐다면, 말초혈관 질환이 진행되고 있음을 의미한다.
3. 손발에 저림 증상이 나타난다.
4. 손을 눌렀을 때 피부색이 빨리 회복되지 않는다.
5. 손톱 색이 하얗게 변한다.
6. 손톱에 세로줄이 생긴다.
7. 발톱이 두꺼워지고 죽는다.

4

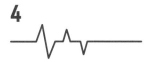

발저림, 감각 저하, 발시림의
치료법이 달라야 하는 이유

통계에 따르면, 당뇨인 세 명 중 한 명이 당뇨 발저림으로 어려움을 겪고 있는 만큼, 당뇨병성 말초신경병증은 합병증 중에서도 흔한 편이다. 한의학에서는 수천 년간 이러한 질환을 치료해왔으며, 그 경험과 지식은 《동의보감》에 체계적으로 정리되어 있다.

쥐가 나거나 저리는 증상의 치료

가장 흔한 당뇨병성 말초신경병증 증상은 쥐가 나거나 저리는 증상이다. 말초신경병증이 생기기 전부터 종아리에 쥐가 나는 증상이 있다가 점점 발가락이 저리는 증상이 생기기 시작한다. 이렇게 근육에 쥐가 나고 저리는 증상을 한의학에서는 '전근(轉筋)'이라고 부르고, '혈열(血熱)' 때문이라고 보았다. 혈액에 열이 쌓여서 그렇다고 본 것이다. 혈에 열이 쌓이면서 혈액의 공급을 받는 근육 또한 열이 쌓이게 되어 쥐가 나고 저리는 증상이 발생하는 것으로 보았다. 《동의보감》에 따르면, 전근의 증상을 근육이 뒤틀려서 엄지발가락부터 허벅다리를 거쳐 허리 가까이 올라왔다고 보았고, 처방으로는 사물탕에 황금, 홍화, 창출, 남성 등 혈액의 열을 꺼줄 수 있는 한약재를 추가해서 쓴다고 했다.

《동의보감》에 등장하는 '사물탕(四物湯)'은 간 기능을 개선하는 처방이다. 전근의 원인인 혈열 즉 혈액의 열이 어디에서부터 시작되었는가를 따져보니, 간이 제 기능을 하지 못해서라고 보았다. 그래서 쥐가 나거나 저리는 말초신경병증 즉 전근을 치료하기 위해서는 혈열을 치료해야 하고, 혈열을 근본적으로 없애기 위해서는 간 기능을 개선해야 한다고 나온다. 증상에 대한 오랜 관찰과 경험을 통해 증상의 근본 문제와 해결 방법을 제시한 것이다.

물론 꾸준히 진료하고 연구한 끝에 현재 임상에서는 《동의보감》에 기록된 것과 다르게 처방하고 있지만, 혈액에 쌓인 열을 꺼뜨리고, 간 기능을 개선해야 한다는 기본적인 《동의보감》의 원리가 있었기에 당뇨병성 말초신경병증의 치료가 가능했다.

감각 저하 증상의 치료

쥐가 나고 저리는 증상 다음으로 흔히 나타나는 증상은 감각 저하이다. 감각이 떨어지는 증상은 쥐가 나고 저리는 증상보다 덜 불편하게 느껴질 수 있다. 그러나 감각 저하를 방치하면, 상처가 생겨도 인지하지 못해 자칫 괴사로 이어질 위험이 있으니 반드시 해결해야 한다. 이처럼 감각이 저하되어 잘 느끼지 못하는 상태를 한의학에서는 '마목(痲木)'이라고 부른다. 한의학에서는 마목의 원인을 두 가지로 본다. 하나는 기(氣)의 흐름이 원활하지 못한 경우이고, 다른 하나는 습담이나 어혈로 인해 발생하는 경우이다.

습담이 원인이라면 '이진탕(二陳湯)'이라는 처방에 창출, 백출, 도인, 홍화를 추가한다. 어혈이 문제라면 '사물탕'에 창출, 백출, 진피, 복령, 강활, 소목, 홍화를 추가한다. 습담이 문제인지 어혈이 문제인지 따지지 않고, 가장 흔하게 사용하는 처방으로는 '사물탕'과 '이진탕'을 합하고 여기에 도인, 홍화, 백개자, 죽력, 생강즙을 추가한다.

물론 이것만으로는 부족하고, 기(氣)가 부족하거나 기의 흐름이 좋지 못한 것 또한 해결해야 한다. 그래서 실제로 쥐 나거나 저리는 증상보다도 감각이 떨어지는 증상을 치료하는 일이 더 오래 걸리고 어려운 편이다. 감각이 떨어질 만큼 혈액순환이 확연히 저하된 상태이고, 기도 부족한 데다가 습담이나 어혈 문제도 있기 때문이다.

실제 환자들을 관찰해보면, 당뇨병성 말초신경병증에서 처음부터 감각 저하가 나타나는 경우는 드물다. 일반적으로 쥐 나는 증상이 먼저 나타나고, 이후 저리는 증상이 진행된 뒤 시간이 지나며 감각 저하로 악화되는 경과를 보인다.

시리는 증상의 치료

몸이 냉한 체질은 시리는 증상이 추가로 나타날 수 있다. 반대로 몸에 진액이 부족하여 비정상적으로 열이 발생하면 화끈거리는 증상이 나타날 수 있다. 시리거나 화끈거리는 증상은 상반되기 때문에 일반적으로 동시에 나타나지는 않는다. 그러나 상황이 복잡해지거나 몸 상태가 악화되면 시리고 화끈거리는 증상이 동시에 나타나기도 한다.

시릴 때는 육계, 계피, 오수유, 생강과 같이 몸을 따뜻하게 해주는 한약재를 사용한다. 반면, 진액 부족으로 화끈거리는 증상이 있을 때는 숙지황, 산약, 산수유 등을 사용하여 증상을 완화한다.

수천 년 동안 한의학은 당뇨병성 말초신경병증을 다양한 관점에서 바라보고 접근해왔다. 비록《동의보감》에 당뇨병성 말초신경병증이라는 병명이 명시되어 있지는 않지만, 실제 환자들이 호소하는 증상들은 기록되어 있다. 우리는 환자들의 증상과 유사한《동의보감》의 구절을 찾아 이를 현대적으로 재해석하고 임상에 활용하기 위해 노력하고 있다. 이러한 과정을 통해 당뇨병과 관련된 다양한 증상에 대한 치료 노하우를 꾸준히 축적하고 있다.

실제 치료 사례 절단 수술을 앞둔 당뇨인의 발 괴사를 치료

이 환자는 아이디어가 많고 재능이 많은 분이셨다. 그런데 운동을 싫어하고 움직이는 것도 싫어했으며, 콜라를 무척 좋아했다. 그래서 식사를 하면서 콜라를 두 캔씩 마셔왔다. 그래서인지 젊은 나이에 당뇨를 진단받았고, 당뇨약을 권유받았다. 하지만 바쁜 일상속에서 생활 관리가 잘 이루어지지 않았고, 매일 외식과 늦은 술자리들이 많았다고 한다.

그러다 어느 날 발에 쥐가 잘 나고, 점차 발이 저리기 시작했다. 그리고 점점 시간이 흘러 발에 감각이 없어졌다. 어딘가에 부딪혀도 아프다는 감각이 잘 느껴지지 않았다고 한다. 그러던 어느 날 발이 부어오르기 시작하더니 발에서 진물이 흐르기 시작했고, 발의 상처가 점점 커지고 상처가 깊어지기 시작했다. 전형적인 당뇨병성 발궤양이 발생한 것이다. 병원에서는 다음 진료 때까지 상처가 아물지 않으면 발가락을 잘라야 하는데 현 상태로 보아 절단 수술을 할 확률은 90%라는 절망스러운 이야기를 전했다. 이런 상황에서 한의학 치료를 시작하게 되었다.

사실 나는 당뇨인의 당뇨병성 말초신경병증 즉 당뇨 발저림을 치료한 경험은 많았지만, 발궤양까지 발전한 경우는 치료해 본 적이 많지 않았다. 그래도 적극적으로 치료해 보기로 마음먹었다. 우선 콜라와 외식을 금지했고, 한식 위주의 식사만 하도록 권했다. 또한 여러 고심 끝에 항염증에 효과가 있는 금은화와 조직의 재생을 돕는 황기 등으로 이루어진 한약을 처방했다. 아직 젊은 나이이기 때문에 염증을 줄이고 조직 재생이 활발히 이루어지도록 하면 궤양이 빠르게 해결될 것이라고 생각했다.

그렇게 한 달간 치료했는데 그 효과는 놀라웠다. 한 달 만에 검게 괴사된 부분들이 탈락하고, 상처는 아물면서 새살이 돋아난 것이다. 그리고 한약 치료 3개월이 채 안 된 시점에 주치의로부터 완치됐으니, 절단하지 않아도 된다는 판정을 받았다.

여러 번 당뇨병성 발궤양을 치료해 보았지만, 실패하는 경우가 있었다. 그 이유는 환자분들이 고령이다 보니 재생력이 떨어졌기 때문이라 생각한다. 이 환자는 아직 젊어서 몸의 회복력과 재생력

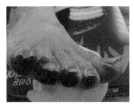
한약 치료 전

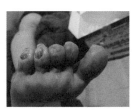
한약 치료 한 달 후

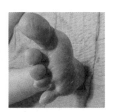
완치 판정 받은 모습

이 좋아 효과가 빨랐다. 물론 앞으로 더욱 적극적으로 당뇨를 치료해서 현재 떨어져 있는 발 감각도 살려야 하고, 혈당도 떨어뜨려야 한다. 향후 다시 이런 상황이 오면, 그때는 더욱 치료가 어려울 것이기 때문이다.

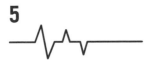

5

지치게 해서는 안 되는
췌장

한 기업 임원의 당뇨를 치료한 적이 있다. 기업체와 연결된 병원에서 매년 건강검진을 상세하게 받다 보니 이 환자는 오랜 기간에 걸친 상세한 건강검진 자료가 있었다. 환자의 건강검진 자료에는 보통 다른 사람은 거의 검사하지 않는 C-peptide 검사 자료가 매년 있었다. 인슐린 분비량 검사인 C-peptide는 췌장에서 인슐린 분비량이 얼마나 되는가를 측정하는 검사이다. 이 환자의 C-peptide 검사 수치와 혈당 수치를 비교해 보면 매우 흥미로운 점을 발견할 수 있었다.

2021년 9월에 당뇨를 알게 됐다고 했는데, 처음에는 당화혈색소가 6.2%였고 C-peptide 수치는 검사하지 않았다. 주치의는 아직 당화혈색소가 6.5%를 넘는 건 아니지만 어차피 평생 관리하고 당뇨약을 먹어야 하니 지금부터 당뇨약을 복용하라고 권했다. 당화혈색소 6.2%에 당뇨약을 그렇게 복용하기 시작했다고 한다.

그러나 야속하게도 1년이 지나고 당화혈색소는 오히려 7.3%로 올라버렸고, 이때 검사한 C-peptide 수치는 3.96ng/mL이었다. 정상 범위가 1.3~3.5ng/mL임을 감안하면 정상 범위보다 높았다. 높아지는 혈당을 막기 위해 우리 몸은 '췌장 보상 작용' 즉 췌장이 더 많은 일을 해 인슐린을 더욱 많이 분비하는 상황이 발생하는데, 결국 췌장이 무리하기 시작한 것이다.

그렇게 또 1년이 지났다. 2023년에 검사한 당화혈색소는 7.5%가 되었고, C-peptide 수치는 6.37ng/mL까지 높아져 버렸다. 당화혈색소는 0.2%밖에 오르지 않았지만, C-peptide 수치는 정상 범위 1.3~3.5ng/mL를 훌쩍 넘었다. 이는 당화혈색소가 최대한 적게 오르도록 췌장이 더욱 무리를 하며 인슐린을 쥐어짜는 상황이다.

하지만 이렇게 3년 동안 당화혈색소와 C-peptide 수치를 검사하는 동안 병원에서는 당화혈색소 수치 외에는 인슐린 농도에 대한 언급을 전혀 해주지 않았다. 그저 당화혈색소가 해마다 6.2%에서 7.3%를 거쳐 7.5%까지 높아진 것 외에는 말이다. 이 기간에 췌장은 무리에 무리를 거듭했고, 결국 인슐린을 더는 생산하지 못하고 지쳐 버리게 된다.

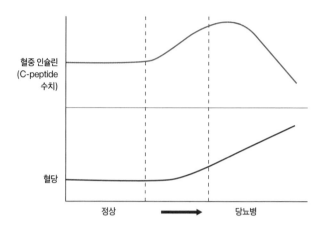

인슐린 분비량과 혈당의 상관관계

혈중 인슐린
(C-peptide
수치)

혈당

정상 → 당뇨병

혈당이 높아지면 우리 몸은 '췌장 보상 작용'을 통해 혈당을 안정화하기 위해 더 많은 인슐린을 분비한다. 그래서 인슐린 분비량을 검사하는 C-peptide 수치가 높아지는데, 이는 췌장이 무리하고 있음을 뜻한다. 이후 췌장이 더 이상 버티지 못하면 위의 그래프에서처럼 췌장의 인슐린 분비량은 급격히 줄어들면서 혈당도 치솟게 된다. 현재 한국의 많은 당뇨인이 이 과정대로 당뇨가 진행되고 있다.

지쳐 버린 췌장이 인슐린을 더 이상 많이 만들지 못하자, 이 환자의 2024년 당화혈색소는 10.8%까지 치솟게 된다. 환자는 당뇨약만으로는 한계가 있는 것 같았고, 인슐린 처방 얘기도 슬금슬금 나오기에 걱정이 되어 한의원을 찾은 것이었다. 한의원에서

C-peptide 검사를 해보니 수치는 3.6ng/mL이 나왔다. 2023년도에 검사한 6.37ng/mL보다 떨어진 것이다. 인슐린을 최대치로 분비해도 혈당이 잡히지 않으니 결국 췌장이 지쳐 버렸다.

다행히 한약 치료를 시작하면서 생활 관리도 병행해 당화혈색소는 빠르게 낮아졌다. 1개월 만에 10.8%에서 6.4%까지 낮아지더니 4개월 만에 5.6%가 되었다. 그러자 이제는 주치의 선생님과 단약에 대해 논의해 보겠다고 했다. 췌장이 엄청나게 무리해서 인슐린을 만들다가 이제는 서서히 지쳐간다는 사실을 모르고 기존 방식대로만 했다면 혈당이 더 높아졌을 텐데, 정말 지금 생각해도 아찔하다.

이렇게 당화혈색소만 체크하면 췌장이 무리하고 있는지, 더 큰 당뇨병이 진행되고 있는지를 확인할 수 없다. 췌장은 무리를 해서 망가지고 있는데 겉으로는 당화혈색소가 안정 또는 완만히 오르는 것처럼 보이기 때문이다. 앞서 언급했듯이 한국형 당뇨의 특징 중 하나가 췌장 기능이 서양인에 비해 상대적으로 약한 점이다. 그래서 위의 환자처럼 췌장이 무리를 하다 못 버티고 지치는 경우가 매우 많다. 1.5형 당뇨가 점점 많아지는 것도 이와 같은 이유이다.

〈의학신문〉에 따르면 국내 1.5형 당뇨인이 전체 당뇨인 중 13%에 육박한다고 한다. 그래서 한국 당뇨인은 정기적인 C-peptide 검사가 꼭 필요하며 당화혈색소와 종합적으로 살펴서 치료해야 한다.

하지만 대부분 이런 상황이 잘 확인되지 않고 당화혈색소에만 매달려 종합적인 치료가 방치되고 있다. 그러니 당뇨인들은 적극적으로 C-peptide 검사를 통해 췌장의 기능을 살펴야 한다.

한편 췌장의 기능이 정상 범위를 벗어났을 때, 이에 대한 적극적인 대응이 필요하다. 우리는 많은 진료와 연구를 통해 인슐린 분비량을 늘리고 췌장 기능을 정상화시키는 황기를 포함한 복합 한약 처방을 연구하였다. 이 한약 처방을 통해 현재 인슐린 분비량이 부족했던 당뇨인들의 C-peptide 수치 즉 인슐린 분비가 늘었으며, 이를 더욱 과학적으로 입증하기 위해 세포실험과 동물실험을 진행하고 있다.

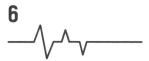

6

인슐린 분비량이 줄어드는 '한국형 당뇨'

우리나라에는 췌장에 문제가 생기는 1.5형 당뇨가 매우 많으며, 최근 더욱 증가했음을 진료하며 체감한다. 한국인들의 당뇨에 점점 1.5형 당뇨가 늘어나는 이유는 한국형 당뇨의 특징에 있다.

한국인에게 많은 1.5형 당뇨

당뇨병은 크게 4가지로 분류된다. 1형 당뇨, 2형 당뇨, 임신성 당뇨 그리고 기타 당뇨인데, 이 중 대표적인 것은 1형 당뇨와 2형 당뇨이다. 1형 당뇨의 발병은 췌장의 베타세포의 파괴로 인한 인슐린 감소가 원인이다. 2형 당뇨는 유전적인 소인도 있지만 과식과 운동

부족, 불면과 스트레스 등 생활 습관의 불균형으로 유발된 인슐린 저항성이 당뇨의 원인으로 지목된다.

1.5형 당뇨는 바로 1형 당뇨와 2형 당뇨의 중간형이다. 1과 2 사이가 1.5이듯이 1형 당뇨처럼 인슐린 분비의 문제가 있고, 2형 당뇨처럼 인슐린 저항성도 있는 복합적인 상황이다. 중요한 점은 1.5형 당뇨일 경우 2형 당뇨와 치료 방법이 달라야 한다. 한국 당뇨 치료의 대가인 허갑범 교수의 말처럼 췌장 기능이 저하되는 1.5형 당뇨인에게 일반 당뇨처럼 인슐린 주사를 맞거나 인슐린 촉진제를 사용한다면, 오히려 심혈관 질환 발생 위험이 높아질 수 있다.

한국인에게 1.5형 당뇨가 많은 이유

앞서 이야기했듯이 비슷한 체격과 연령의 서양인과 한국인의 췌장 크기와 인슐린 분비 기능을 비교하면 한국인이 서양인에 비해 췌장의 크기는 12% 작으며, 인슐린 분비 기능도 36.6% 낮다.

슬픈 현실이지만, 한국인은 췌장의 크기가 작고 기능도 약하기 때문에 똑같은 음식을 먹어도 당뇨가 생길 가능성이 크다. 또한 당뇨가 와서 혈당이 오르면 '췌장 보상 작용' 즉 혈당을 낮추기 위해 췌장은 더욱 열심히 일을 한다. 그러면 크기가 작고 기능이 약한 췌장이 무리해서 일하다가 지치고 망가질 확률 또한 커진다. 그래서 한국인에게 유독 췌장이 망가지면서 인슐린 분비량이 1ng/mL 미만으로 나오는 1.5형 당뇨가 많은 것이다.

한국인 중에서도 체격이 작은 소음인은 췌장의 기능이 더욱 허약하다. 그래서 체격이 작고 마른당뇨인 중 혈당을 조절하는 과정에서 더욱 쉽게 췌장이 지쳐서 1.5형 당뇨로 발전하는 경우가 많다. 통계학적으로 2000년 초반 전체 당뇨인의 12.8%가 1.5형 당뇨에 해당한다고 했다. 거의 20여 년이 지난 지금은 12.8%보다 훨씬 많은 1.5형 당뇨인이 있을 것이고, 수많은 당뇨인이 1.5형 당뇨의 위험 상태에 놓여 있다.

그러니 최근 들어 혈당이 갑자기 잡히지 않거나 피로감이 심해진다거나 살이 점점 빠진다면 꼭 C-peptide 검사를 받아서 췌장 기능이 정상인가를 확인해봐야 한다.

췌장 문제를 동반하는 한국형 당뇨

환자들의 췌장 기능을 파악할 수 있는 C-peptide 검사를 해보면, 이미 인슐린 분비량이 정상 범위보다 적어진 1.5형 당뇨도 많았지만, 1.5형 당뇨로 진행될 위험이 있는 당뇨인 또한 매우 많았다.

진료한 환자 10명 중 4명은 췌장 기능 즉 인슐린 분비량이 이미 부족해진 상태였고, 췌장이 지쳐가고 있어 향후 1.5형이 될 수 있는

Tip 췌장 크기가 작고, 췌장 기능도 약한 한국인

분당서울대병원 연구진이 수행한 〈Comparison of pancreatic volume and fat amount linked with glucose homeostasis between healthy Caucasians and Koreans〉라는 연구에서는 한국인이 서양인에 비해 췌장 크기가 작고 지방 함량이 높아 당뇨병 발병 위험이 더 크다고 지적한다.

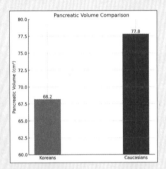

같은 나이, 동일 체형의 서양인에 비해 한국인의 췌장 크기가 12% 작다.

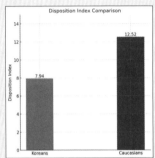

같은 나이, 동일 체형의 서양인에 비해 한국인의 췌장 기능이 36.6% 낮다.

왼쪽 그래프는 한국인과 서양인의 췌장 용적(Pancreatic Volume)을 비교한 결과이다. 연구에 따르면, 한국인의 평균 췌장 용적은 68.2㎤로, 서양인의 평균 77.8㎤에 비해 약 12% 작았다. 이는 한국인이 동일 체형임에도 즉, 같은 체질량 지수(BMI)나 체지방 수준에서도 췌장이 더 작아, 췌장 기능 손상에 더 취약할 수 있음을 보여준다. 췌장의 크기는 혈당 조절 및 당뇨병 발병 위험과 밀접하게 연관되어 있으며, 이러한 차이는 당뇨병의 인종적 특성을 이해하는 데 중요한 단서를 제공한다.

오른쪽 그래프는 한국인과 서양인의 'Disposition Index(인슐린 분비-민감성 지수)'를 비교한 결과이다. 'Disposition Index'는 췌장의 인슐린 분비 능력과 인슐린 민감성을 반영하는 중요한 지표로, 혈당 조절의 효율성을 나타낸다. 그래

프에서 볼 수 있듯이, 한국인의 평균 'Disposition Index'는 7.94로, 서양인의 12.52에 비해 현저히 낮다. 이는 한국인이 서양인에 비해 혈당 조절을 위한 췌장 기능이 더 취약할 수 있음을 보여준다.

환자까지 포함하면 10명 중 7~8명 정도는 될 것 같다. 췌장 기능이 떨어진 당뇨인은 인슐린 저항성 개선뿐만 아니라 인슐린 분비량도 함께 늘려야 한다. 결국 췌장의 기능 회복 및 재생까지 이루어져야 하는 것이다. 이를 위해서는 인슐린 저항성을 개선하는 간 기능 회복 치료뿐만 아니라 황기 등 복합 한약재를 활용한 췌장 기능 회복 치료까지 이루어져야 한다. 췌장까지 꼭 치료가 이루어져야 안정적인 혈당 관리와 당뇨 졸업까지도 가능하다.

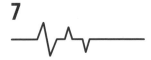

7

변비 개선이 필요한 이유,
마이크로바이옴

《동의보감》에는 '병이 있을 때는 소화기 문제와 변비부터 치료해야 한다'라는 구절이 있다. 처음에는 이 구절을 읽으면서도 이게 무슨 의미인가를 몰랐다.

광주에 사는 한 환자는 당뇨가 오래되었는데 그럭저럭 관리되다가 당화혈색소가 10%를 넘었다. 그러면서 체중이 급격히 빠지기 시작하고 발저림부터 여러 합병증이 나타났다. 그런데 제일 큰 문제는 변이 잘 나오지 않았다. 그리고 변이 잘 나오지 않으면서 복통이 시작되어 응급실에 여러 차례 실려 갔다. 변비약을 처방받아 복용하였지만, 처음에는 좀 듣는 것 같더니 점점 변비약도 듣지 않았다.

실제 당뇨인이 변비를 겪는 경우가 많다. 당뇨로 인해 몸이 점점 지치면서 대변 기능이 원활하지 않게 된다. 갑자기 생긴 변비를 '실증 변비'라고 하는데 오랫동안 당뇨와 함께 찾아오는 당뇨인의 변비는 '허증 변비'로 분류된다. 그래서 당뇨로 지친 내부 장기의 기능을 회복해야 변비도 함께 개선될 수 있다. 한의학에는 허증성 변비를 해결하는데 당귀와 도인과 같은 약재를 많이 사용한다.

환자는 혈당도 혈당이지만 변비 때문에 너무 힘들어했다. 그래서 변비 해결을 위해 당귀, 도인과 같은 약재들을 추가하여 한약을 처방했다. 오래된 변비라 치료가 쉽지 않겠다는 생각을 하며 약을 처방했는데, 한 달 정도 후 환자의 변비가 많이 개선되었다. 완벽하게 낫지는 않았지만, 변도 어느 정도 보고 복통으로 응급실에 실려 가지도 않았다. 그리고 혈당을 매일 재는데 수치가 많이 떨어졌다고 했다.

그렇게 1년 정도 당뇨 치료와 동시에 변비까지 치료했다. 그러자 2023년 8월 13%였던 당화혈색소가 2024년 10월 6%까지 떨어졌다. 당뇨약도 모두 끊었고, 현재는 공복 혈당이 100mg/dL을 넘을 때만 한 알씩 복용한다.

이 환자뿐만 아니라 많은 당뇨인이 변비가 좋아지면서 당뇨 호전 정도가 매우 빨랐다. 그 이유는 변비가 호전됨에 따라 장내 미생물의 상태가 좋아졌기 때문이다. 변비를 개선하면 혈당 조절과 관련된 장내 미생물 상태가 개선되는데, 특히 유익균인 '비피도박테

리움*Bifidobacterium*'이나 '락토바실러스*Lactobacillus*'와 같은 균들이 증가함에 따라 장내 환경을 개선하고 염증을 줄이며 혈당을 조절하는 데 기여한다. 반면, 변비나 장내 환경 악화로 인해 유해균이 증가하면 장벽이 손상되고 인슐린 저항성이 높아져 혈당 조절에 부정적인 영향을 미칠 수 있다.

특히, 장내 미생물이 생산하는 '단쇄지방산(SCFA)'은 장벽을 강화하고 혈당을 낮추는 데 도움이 되는데, 변비를 개선하면 이러한 단쇄지방산을 생성하는 유익균이 증가하는 경향이 있다. 한 연구에서는 변비 개선으로 인해 장내 유해균의 활동이 줄어들고, 이에 따라

당화혈색소 검사지

환자번호 : 1213819 M/62 620107

[진검] 당부하[Blood] [채취일시:2024-10-28 13:55] [접수일시:2024-10-28 13:55] ED (류영상)

검사명	결과	판정	단위	참고치	보고일시	확인자
Hb A1c	6.0		%		2024-10-28 13:55	김상미/박건

[진검] 당부하[EDTA blood] [채취일시:2024-07-29 10:56] [접수일시:2024-07-29 11:05] ED (류영상)

검사명	결과	판정	단위	참고치	보고일시	확인자
Hb A1c	6.6	▲	%	3.9-6.1	2024-07-29 11:11	강상호/박건

[진검] 당부하[Blood] [채취일시:2024-05-09 11:58] [접수일시:2024-05-09 11:58] ED (류영상)

검사명	결과	판정	단위	참고치	보고일시	확인자
Hb A1c	6.5		%		2024-05-09 11:58	김상미/박건

[진검] 당부하[EDTA blood] [채취일시:2024-02-01 09:53] [접수일시:2024-02-01 10:04] ED (류영상)

검사명	결과	판정	단위	참고치	보고일시	확인자
Hb A1c	7.7	▲	%	3.9-6.1	2024-02-01 10:10	강상호/박건

[진검] 당부하[EDTA blood] [채취일시:2023-10-17 10:17] [접수일시:2023-10-17 10:36] ED (류영상)

검사명	결과	판정	단위	참고치	보고일시	확인자
Hb A1c	8.6	▲	%	3.9-6.1	2023-10-17 10:49	강상호/박건

[진검] 당부하[EDTA blood] [채취일시:2023-08-18 14:32] [접수일시:2023-08-18 15:49] EM (최웅지)

검사명	결과	판정	단위	참고치	보고일시	확인자
Hb A1c	13.0	▲	%	3.9-6.1	2023-08-18 15:57	강상호/박건

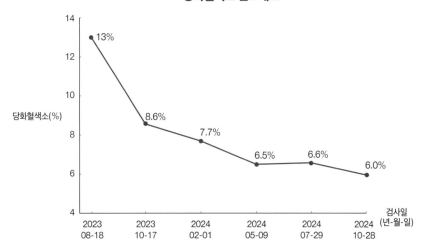

당화혈색소 선그래프

염중 수치가 낮아지며 혈당 조절이 원활해진다는 결과가 나왔다. 그러니 변비를 해결하는 것은 하나의 증상을 없애는 것을 넘어 장내 유익균과 유해균의 균형을 맞추어 혈당 조절에도 긍정적인 영향을 주는 일이다. 변비가 있는 당뇨인은 혈당 조절을 위해서 변비를 개선하는 것이 꼭 필요하다.

변비 개선을 위한 노하우

당뇨로 인한 변비는 혈당 조절이 불량하여 자율신경계에 이상이 생긴 결과일 가능성이 높다. 또한, 변비는 향후 혈당 조절에 어려움이 생길 수 있음을 암시하는 신호이기도 하다. 그러니 당뇨인은 혈당 조절과 더불어 변비를 예방하고 개선하려는 노력이 필요하다.

변비를 예방하고 개선하려면 생활 습관과 식습관이 매우 중요하다. 다음은 실질적으로 도움이 되는 방법들이다.

1. 섬유소 섭취와 충분한 수분 섭취

섬유소가 풍부한 음식을 섭취하면 변비 완화에 도움이 된다. 섬유소는 곡물, 채소, 해조류 등에 많이 함유되어 있으며, 당뇨인에게 권장되는 잡곡밥은 변비 개선에도 유익하다. 다만 섬유소 섭취 시 충분한 수분을 함께 섭취하지 않으면, 오히려 변비가 심해질 수 있으므로 주의해야 한다.

특히 최근 주목받는 차전자피는 변비 개선에 탁월한 효과를 보인다. 차전자피는 장내에서 부풀어 올라 찌꺼기를 흡착해 대변으로 배출되도록 돕는다. 차전자피를 함유한 제품을 선택하거나 차전자피를 직접 섭취하며 충분한 물을 함께 마시는 것이 좋다.

2. 맨발 걷기의 실천

맨발 걷기를 꾸준히 실천한 후 변비가 완화되었다는 당뇨인이 많다. 발에는 우리 몸의 여러 장기와 연결된 지압점이 밀집해 있으며, 맨발로 걷는 것은 대장 기능을 포함한 신체 여러 기능을 활성화하는 데 도움을 준다.

발에 상처가 생길까 걱정된다면, 맨발 걷기와 유사한 효과를 내는 맨발 신발을 사용하는 것도 좋은 대안이다.

변비는 단순한 불편함을 넘어 당뇨 관리의 중요한 신호일 수 있다. 혈당 조절과 함께 꾸준한 생활 습관 관리를 통해 변비를 예방하고 개선하려는 노력이 필요하다. 섬유소와 수분 섭취, 그리고 맨발 걷기와 같은 건강한 습관은 당뇨로 인한 합병증 예방과 관리에 큰 도움이 될 것이다. 또 다른 변비 치료 사례를 살펴보자.

이혜민 원장님께

원장님, 안녕하세요. 한 달 전쯤 원장님께 한약 처방을 받은 당뇨 환자입니다. 제가 당뇨가 심해서 여러 합병증이 있었는데 어느 순간부터 변비가 심해졌습니다. 처음에는 변비에 좋다는 식품과 약을 먹으면서 버텼는데 온갖 식품과 약들도 결국에는 효과가 없어지더라고요. 그런데 진짜 무서운 건 변비로 인해 변을 보려고 힘을 주면 머리가 띵 하면서 몸에 힘이 쭉 빠지는 것이었어요. 곧바로 대학병원으로 가서 진료를 받았는데 당뇨로 인한 자율신경계에 문제가 생긴 것이라며 별다른 치료법은 없고 평소에 조심하라고 하더라고요. 그래서 매번 변을 볼 때마다 이러다 죽는 거 아닌가 하는 공포와 마주해야만 했습니다. 그러던 중 지인에게 한약이 좋다는 말을 듣고 원장님을 찾아갔지요. 당뇨 환자의 변비에 효과가 있는 처방이라며 한약을 처방해주셨는데 처음에는 반신반의했습니다. 온갖 약과 식품으로도 아무런 차도가 없었기 때문에 한약이라고 별수 있겠나 하는 마음이 있었습니다. 하지만 볼일 볼 때마다 오는 두려움이 컸기에 열심히 복용했습니다.

한약을 먹은 지 3일쯤 됐을까요. 변이 잘 나오기 시작했습니다. 일시적인 게 아닐까 했는데 두 달이 지난 지금 저는 여전히 변을 잘 보고 있습니다. 변을 볼 때 머리가 띵하면서 몸에 힘이 빠지는 증상도 사라졌고요. 변비 때문에 일상생활이 안 될 정도로 힘들었었는데 새 삶을 얻는 기분이에요. 다 원장님 덕분입니다.

제가 지금 일 때문에 잠시 지방에 와 있는데 서울 올라가면 꼭 찾아뵙겠습니다.

원장님, 감사합니다!

2024. 9. 9 OOO 드림

한약 치료 이후 변비가 개선되었다는
환자의 감사 편지

편지의 내용을 보면 당뇨가 있는 이 환자분은 변을 볼 때마다 머리가 떵하면서 온몸에 힘이 빠지는 경험을 했다고 한다. 이러다가 머리의 혈관이 터지는 것은 아닌가 하는 공포가 컸었다. 그래서 지인의 추천으로 한약 치료를 했는데 간 기능 개선과 허증성 변비 치료에 집중한 결과, 지금은 변을 잘 보고 있으며, 환자분에게 공포를 주었던 머리가 떵하면서 온몸에 힘이 빠지는 증상 또한 사라졌다. 당뇨인들은 혈관 기능에 문제가 있는 경우가 많아 변비가 있을 경우 변을 보기 위해 복압을 높이는 과정에서 중풍이 발생할 수 있다. 그래서 더 큰 병을 막기 위해서라도 당뇨인에게 변비 개선은 너무나 중요하다.

췌장 기능을 활성화하는 운동

췌장은 우리 몸에서 명치와 배꼽 사이, 옆으로는 위와 척추의 중간 정도에 있다. 복부의 가장 깊은 곳에 자리하고 있어 직접적인 마사지는 어렵지만, 등 부위를 자극하여 간접적으로 췌장을 건강하게 유지할 수 있다. 척수 신경은 척추를 통해 나와 여러 장기의 기능을 돕는다. 등이 굽으면 췌장으로 가는 신경의 기능이 떨어질 수 있으므로, 등이 굽지 않도록 유지하는 것이 중요하다. 굽은 등을 펴서 췌장 건강을 돕는 운동을 알아보자.

1. 췌장 마사지

췌장은 흉추 7-8번 부위에 위치한다. 흉추 7번은 날개뼈가 끝나는 지점에 있다. 어깨를 펴서 척추 정렬을 유지하는 것은 목 디스크뿐만 아니라 췌장 건강에도 도움이 된다. 특별한 운동을 하지 않더라도 평소 어깨를 펴고 가슴을 앞으로 내미는 자세를 유지하는 것만으로도 췌장 건강에 큰 도움이 된다. 날개뼈 사이에 힘을 주고 가슴을 위쪽 앞으로 내밀어 주자. 이 자세를 유지하는 것만으로도 췌장을 건강하게 관리할 수 있다. 조금 더 적극적으로 췌장 부위를 마사지하려면 마사지 볼이나 테니스공, 또는 폼롤러를 사용하면 좋다.

먼저 날개뼈의 아래쪽 끝에 폼롤러나 마사지 볼을 대고 무릎을 반쯤 구부린 상태로 눕는다. 양팔로 손을 깍지 끼고 머리를 잘 받쳐준 상태에서 호흡하면서 윗몸일으키기 하듯 상체를 올렸다 내렸다 반복한다.

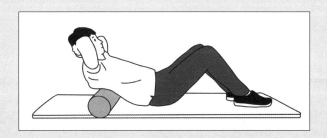

2. 흉추 회전 운동

양반다리로 앉은 후, 왼쪽 다리를 세워 오른쪽 다리 바깥쪽에 위치시킨다. 왼손으로 엉덩이 뒤쪽을 짚어준다. 숨을 들이쉬었다 내쉬면서 상체를 비틀어 시선을 어깨 넘어 뒤쪽으로 향하게 해준다.

이때 오른팔을 접어 팔꿈치로 왼쪽 다리 안쪽을 저항하듯 밀어준다. 가슴을 앞으로 들어 올리고 허리가 꺾이지 않도록 주의하면서 호흡을 10번 반복한다. 반대쪽도 똑같이 진행한다.

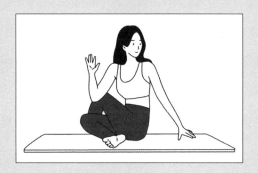

3. 옆구리를 늘려주는 운동

바닥에 앉아 다리를 가볍게 교차하거나 편안한 자세를 취한 상태에서 상체를 곧게 세운다. 양손을 머리 뒤로 가져가 깍지를 낀 뒤, 숨을 들이마시며 가슴을 살짝 앞으로 내밀고 척추를 길게 늘린다. 숨을 내쉬면서 상체를 오른쪽으로 부드럽게 기울이며, 이때 왼쪽 옆구리가 자연스럽게 늘어나는 것을 느낀다. 시선은 천장 또는 정면을 향하며, 목과 어깨에 긴장이 가지 않도록 주의한다. 10~15초 동안 천천히 호흡을 유지하며 스트레칭한 뒤, 천천히 원래 자세로 돌아온 후 반대쪽도 똑같이 진행한다.

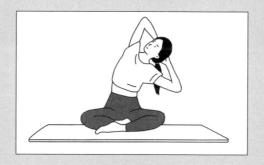

4. 등 근육을 탄탄하게 만드는 운동

네발 기기 자세를 취한 후, 양손으로 바닥을 힘껏 밀어 어깨에 기대지 않도록 한다. 이 상태에서 숨을 들이쉬며 등을 위로 말아 올리면서 고개를 숙인다. 다음으로 숨을 내쉬며 가슴을 앞으로 열고 허리를 쭉 펴며 시선을 앞쪽으로 향하게 한다. 일명 소·고양이 자세라고도 불리는 이 동작을 세 번 반복한다.

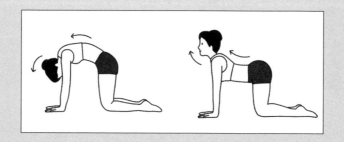

이 운동들은 집에서도 쉽게 따라 할 수 있는 췌장 건강 운동으로, 간단한 동작들이니 오늘부터 바로 따라 해 보자.

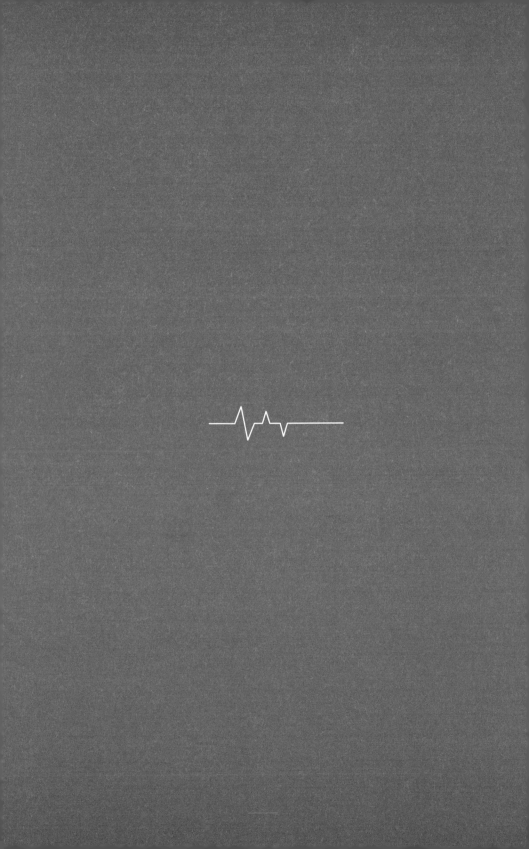

3장

당뇨 졸업을 위한
검사와 개선 방법

당뇨인은 평소 당화혈색소를 측정하며 혈당을 관리한다. 그러나 당뇨를 완전히 극복하고 싶다면 당화혈색소 외에도 확인해야 할 검사들이 있다. 이러한 검사들을 종합적으로 분석하여 당뇨 졸업을 위한 전략을 명확히 세우는 것이 중요하다. 당뇨 졸업을 위해 필요한 검사들을 소개하고, 이 검사들을 바탕으로 효과적인 치료 전략과 생활 관리 수칙을 설정하는 방법까지 상세히 알아보자.

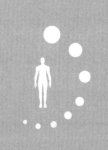

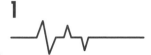

1

당화혈색소 검사만으로는 한계

　많은 당뇨인이 당화혈색소(HbA1c)를 측정한다. 당화혈색소 검사는 혈당 조절 상태를 장기적으로 평가하기 위한 중요한 검사로, 지난 3개월 동안의 평균 혈당 수치를 반영한다. 그러니 매일 변동성이 큰 혈당 측정치보다 더 객관적으로 당뇨 상태를 평가할 수 있는 지표이다.

　당화혈색소 수치는 비교적 정확하므로 당뇨병 진단에도 활용된다. 구체적으로, 수치가 5.6% 이하이면 정상, 5.7~6.4%는 당뇨병 전단계, 6.5% 이상이면 당뇨병으로 진단한다. 또한, 당화혈색소는 당뇨약 조절이나 인슐린 주사 처방 시에도 기준이 된다. 만약 기존에 복용하던 당뇨약으로 당화혈색소 수치가 낮아지지 않는 경우 약물

용량을 늘리며, 보통 당화혈색소 수치가 9.0%를 넘으면 인슐린 주사를 처방한다. 이처럼 당화혈색소 수치는 당뇨 진단과 치료의 가장 객관적인 기준이 되는 중요한 지표이다.

그러나 실제 환자들을 치료해보니, 당화혈색소 검사가 본인의 당뇨 상태를 정확히 알려주는 데는 약간의 한계가 있었다. 당화혈색소 수치가 같더라도 인슐린 분비량이 다르면 몸 상태에 대한 해석도 달라질 수 있기 때문이다.

예를 들어, 당화혈색소가 8.0%로 동일한 경우, A라는 환자의 C-peptide 검사상 인슐린 분비량이 1.6ng/mL이고, B라는 환자의 인슐린 분비량이 3.5ng/mL라면, 누가 더 건강한 상태일까? 당화혈색소 수치 자체는 둘 다 높은 편이지만, 상대적으로 인슐린 분비량이 적은 A는 췌장이 이미 과도하게 인슐린을 분비하다가 지친 상태일 가능성이 있다. 췌장이 무리하여 인슐린 분비를 지속하면 결국 분비량이 감소하기 때문이다.

또는 A의 경우, 당화혈색소가 원래 6.5% 미만으로 잘 조절되고 있다가 최근 급격히 높아져, 이제 막 인슐린 분비를 늘리려는 초기 단계일 수도 있다. 다만, 인슐린 분비량을 정기적으로 검사하지 않았다면 이러한 상황을 정확히 판단하기는 어렵다. 중요한 점은, 당화혈색소가 8.0%인 상태에서 인슐린 분비량이 1.6ng/mL이라면, 이는 분명히 인슐린 분비가 부족한 상태라는 사실이다.

반면, B의 경우는 당화혈색소가 높으면서도 인슐린 분비량이 3.5ng/mL로 많은 편이다. 이는 췌장이 인슐린 분비를 늘려 혈당을 조절하려고 적극적으로 대응하는 상태로 볼 수 있다. 인슐린을 많이 분비해서라도 혈당을 조절하겠다는 췌장의 노력이다.

　　그러나 인슐린 분비량을 정기적으로 추적하지 않았다면, 현재 수치가 원래 훨씬 높았다가 줄어든 것인지, 아니면 이제 막 분비량을 늘려가는 초기 단계인지는 알 수 없다. 중요한 점은, 췌장이 계속해서 인슐린을 과도하게 분비하다 보면 결국 더 큰 부담을 느끼고 지칠 수 있다는 사실이다.

　　이번에는 어느 두 사람이 당뇨약을 먹지 않고 당화혈색소가 5.4%로 정상 범위에 있다고 가정해보자. 이때 A의 인슐린 분비량이 1.6ng/mL이고, B의 인슐린 분비량이 3.5ng/mL라면, 향후 당뇨로 진행될 가능성이 더 높은 사람은 누구일까? 정답은 인슐린 분비량이 높은 B이다.

　　당화혈색소만 보면 두 사람 모두 정상 상태로 보이지만, B는 이 수치를 유지하기 위해 췌장이 과도하게 인슐린을 분비하는 상황이다. 췌장이 무리하게 인슐린 분비를 늘리다가 한계에 다다르면 결국 지치고 손상될 것이다. 그 결과, B의 당화혈색소는 급격히 상승할 가능성이 크다.

　　이번에는 당뇨약을 복용하며 당화혈색소가 목표 범위 이내로 잘 조절되고 있는 경우를 살펴보자. A와 B 두 환자의 당화혈색소가 모두 6.2%라고 가정할 때, A의 인슐린 분비량이 1.6ng/mL이고 B의 인슐린 분비량이 3.5ng/mL라면, 두 사람의 상태는 다르게 해석될 수 있다. A는 인슐린 분비량이 적음에도 당화혈색소가 안정적으로 유지되고 있어, 인슐린 효율이 좋고 인슐린 저항성이 낮은 상태로 평가된다. 반면, B는 당화혈색소 6.2%를 유지하기 위해 췌장이 많은 양의 인슐린을 분비하고 있다. 이는 췌장이 무리하고 있다는 신호로, 시간이 지나 췌장이 지치고 손상되면 당화혈색소가 더 높아질 가능성이 크다.

이처럼 동일한 당화혈색소 수치라도 인슐린 분비량을 함께 측정하여 비교하면 자신의 당뇨 상태를 더 깊이 이해할 수 있다. 이를 통해 더욱 정밀하고 효과적인 치료 전략을 세울 수 있다.

현재 2형 당뇨인이 많아, 대부분 당화혈색소 수치만 검사하는 경우가 흔하다. 그러나 진료를 통해 느낀 점은, 같은 당화혈색소 수치라도 환자마다 인슐린 분비량이 크게 다르다는 것이다. 그렇다면 가장 좋은 상태는 무엇일까?

가장 이상적인 상태는 인슐린 분비량이 정상 범위 내에서 낮으면서도 혈당 조절이 잘 이루어져 당화혈색소가 적절한 범위에 있는 경우이다. 반면, 당화혈색소가 정상 범위라 하더라도 인슐린 분비량이 높은 경우는 언제든 당화혈색소가 상승할 위험이 있다.

이러한 인슐린 분비량과 당화혈색소의 상호작용을 종합적으로 이해하는 개념이 바로 '인슐린 저항성'이다. 인슐린 저항성은 몸이 인슐린에 어떻게 반응하는지를 나타내며, 인슐린의 효율을 평가하는 지표가 된다. 인슐린 저항성이 낮을수록 인슐린이 효율적으로 사용되므로 건강 상태가 더 안정적이다.

실제 치료 사례 인슐린 저항성을 개선해 당뇨 졸업

70대인 임○○ 님은 처음 병원에 왔을 때 당화혈색소가 12.4%였다. 인슐린 분비량을 보여주는 C-peptide는 당화혈색소에 비해서 많이 낮았다. 적정량이 1~3.5ng/mL임을 감안했을 때 1.76ng/mL에 불과했다. 혈당이 엄청 높으니 인슐린도 훨씬 더 만들어야 하는데, 췌장이 지쳤는지 혈당에 비해 턱없이 부족하게 만들고 있었다. 당화혈색소는 매우 높고 췌장은 지쳐 있으니, 치료가 더디겠다고 생각했는데 한약 치료 2개월 만에 당화혈색소가 7%까지 낮아졌고, 인슐린 분비량을 보여주는 C-peptide 수치는 처음 왔을 때와 비슷한 1.7ng/mL이 되었다. 비슷한 양의 인슐린을 가지고 혈당 조절이 더 잘 되는 몸 상태가 된 것으로, 인슐린 효율이 좋아진 것이다. 그 뒤로 당화혈색소가 5.3%가 되어 당뇨 정상 범위까지 갔으며, 복용 중이던 당뇨약 세 알도 주치의와 상의하여 모두 끊었으니 당뇨 관해 상태가 되었다.

날짜	HbA1c	insulin	C-peptide
23.12.23	12.4	9.04	1.16
. 1.20			
24. 3.5	7%		1.10
. 4.27	5.3%		

　　2형 당뇨는 인슐린은 잘 나오는데 저항성이 높아서 즉, 효율이 떨어져서 혈당이 잡히지 않는 질병이기에 인슐린 저항성이 개선되면, 즉 효율이 좋아지면 혈당이 잘 잡힌다. 인슐린 저항성이 개선되자 처음과 비슷한 인슐린 분비량임에도, 당화혈색소까지 정상 범위인 5.6% 이하로 낮아지는 것을 보여준 사례이다.

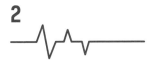

2

인슐린 저항성에
영향을 미치는 장부들

인슐린 저항성은 인슐린이 몸에서 제대로 사용되지 못하는 상태를 말한다. 많은 당뇨인을 진료하며 알게 된 사실은, 인슐린 저항성과 관련이 깊은 세 가지 장부 기능이 있다는 점이다. 첫 번째는 간 기능, 두 번째는 심장 기능, 세 번째는 소화 기능이다.

그래서 한의학적으로 당뇨를 진료할 때 가장 중요한 것은 이 세 가지 장부 기능 중 어느 장부에 문제가 있는지를 정확히 파악하는 것이다. 대부분 당뇨인은 공통으로 간 기능 저하가 있으며, 여기에 소화기 문제나 심장 문제를 동반하는 경우가 많다. 몸이 약한 경우에는 세 가지 장부 기능 모두에 문제가 나타나기도 한다. 이처럼 당뇨인의 인슐린 저항성 원인은 개인마다 다르므로, 이를 정확히 파악하여 집중적으로 치료하는 것이 중요하다.

다음으로 인슐린 저항성을 만들어 내는 세 가지 장부 기능에 대해 알아보자.

간 : 혈당 조절의 열쇠

간은 혈당을 조절하는 '댐' 역할을 하는 장기이다. 간은 혈액을 저장하고 필요할 때 방출하는 과정을 통해 혈당을 조절한다. 그러나 간 기능에 이상이 생기면 혈당이 제대로 저장되지 못하고 혈관 속에 넘쳐나 혈당이 높아진다. 그렇게 되면 간 기능을 개선하지 않고서는 혈당을 안정적으로 조절하기 어렵다.

간 기능 저하를 나타내는 신호로는 다음과 같은 것들이 있다. 손톱에 세로줄이 생기거나 울퉁불퉁한 상태, 눈이 자주 충혈되거나 흰자위가 탁한 상태, 새벽 3~5시에 자주 깨어나는 것, 그리고 화를 쉽게 내는 경향 등이다. 이러한 증상이 나타난다면 간 기능 회복에 집중하는 것이 중요하다. 특히 당뇨병성 합병증인 당뇨 발저림과 눈의 침침함을 예방하고 관리하기 위해서도 간 기능 개선은 필수적이다.

심장 : 스트레스와 혈당의 관계

'열심히'라는 말은 '더울 열(熱)'과 '심장 심(心)'의 조합으로, 열정적으로 사는 것을 의미하는 단어이다. 열심히 사는 것은 좋지만, 지나치게 긴장하고 전투 태세로 살아가면 심장에 열이 나는 '심열(心熱)'이 발생하며, 이에 따라 혈당도 높아진다. 특히 스트레스를 많이 받으면 심열이 쌓이게 된다.

심열이 있을 때 나타나는 증상으로는 혀끝이 붉어지는 것, 신경 쓸 일이 생길 때 가슴이 두근거리는 증상, 얼굴이 쉽게 붉어지는 것, 작은 일에도 스트레스를 받는 경향, 예민한 수면과 불면 등이 있다. 심열로 인해 뇌가 과흥분 상태가 되면 뇌가 에너지원으로 혈당을 요구하기 때문에 혈당이 높아진다. 이러한 상태에서는 심장을 튼튼히 하고 뇌의 과흥분을 조절해야 혈당 조절이 가능해진다.

얼마 전 당뇨를 앓던 유명 여배우가 극심한 스트레스를 받은 뒤 혈당이 500mg/dL 이상으로 치솟아 쇼크로 사망한 사례가 있었다. 이는 스트레스가 혈당을 급격히 상승시킬 수 있음을 보여주는 경고 사례로, 많은 당뇨인에게 경각심을 일깨웠다.

심장 기능이 약하면 스트레스 자극에 더욱 예민해지고, 뇌의 과흥분으로 인해 혈당이 높아질 수 있음을 기억해야 한다. 또한, 심장 기능은 당뇨병성 합병증, 특히 모세혈관 손상과도 깊은 연관이 있으니 반드시 개선해야 한다.

소화기 : 혈당과 식이의 관계

음식을 직접 대사해 주는 장기는 소화기이기 때문에 소화 기능이 좋지 않으면, 특히 식후 혈당이 잘 조절되지 않는다. 음식을 먹은 뒤 가스가 차고, 더부룩하며, 속이 쓰리고, 명치 부근이 답답하거나 졸리는(식곤증) 증상이 있다면 소화 기능이 저하된 상태이다. 이럴 때 식후 혈당은 천천히 오르다가 서서히 낮아진다.

보통 혈당은 식후 1시간에 최고치를 찍고 2시간째 낮아져야 하지만, 소화 기능이 저하되었다면, 1시간이 지나고 2시간을 넘어서야 최고치를 찍으며, 그 이후에도 한참 후에야 혈당이 낮아진다. 그래서 혈당 조절이 어려워지고, 당뇨를 유발할 가능성이 높아진다.

이를 해결하기 위해서는 우선 소화기 상태에 맞는 식이 관리가 필수이다. 음식의 당지수도 중요하지만, 무엇보다 소화가 잘되는 음식을 먹는 것이 우선이다. 예를 들어, 현미는 당지수가 낮아 당뇨인에게 좋지만, 소화 기능이 좋지 않은 상태에서 섭취하면 가스가 차고 속이 불편할 수 있다. 그러면 현미를 섭취하지 않거나, 섭취량을 크게 줄이는 것이 좋다. 또한, 간식을 최대한 줄이고, 저녁 식사는 하루 중 가장 적게 하며, 단백질을 섭취할 때는 고기보다는 생선, 두부, 콩 등을 선택하는 것이 좋다. 채소도 될 수 있으면 익혀 먹는 것이 바람직하다.

사람마다 소화기의 건강 상태가 다르므로, 자신의 소화기 상태를 잘 이해하고, 음식을 먹었을 때 불편한 증상이 나타나지 않는 음식 위주로 식단을 구성하는 식이 관리 전략을 세워야 한다.

수많은 당뇨인을 진료하면서 간, 심장, 소화기 이 세 가지 장기가 인슐린 저항성을 높이는 핵심 원인임을 깨닫게 되었다. 이를 바탕으로 각각의 장기에 대한 치료 노하우와 생활 관리 비법을 연구하였고, 많은 환자가 이를 통해 단순히 혈당을 관리하는 것을 넘어 당뇨를 극복하고 졸업하는 데 성공하였다. 구체적인 치료 사례를 통해 자세히 알아보자.

실제 치료 사례 간 기능 개선을 통해 당뇨를 졸업한 사례

당뇨인의 대부분이 간 기능이 저하되어 있다. 그중에서 간 기능이 유독 좋지 않아 기억에 남는 분이 있다. 대구에서 온 만 52세의 양○○ 님은 아버지가 간암으로 고생하셨던 기억에 간 걱정이 많았다. 당뇨약 두 알을 복용 중이었고, 당화혈색소는 6.4%라서 혈당 조절은 잘 되는 편이었지만, 간 수치를 검사하면 늘 높다고 하니 간을 치료해 보고 싶어 찾아왔다. 간 기능이 좋지 않다 보니 손톱에 세로줄이 있으면서 울퉁불퉁했고, 눈이 늘 침침했다. 우선 간 기능을 보강하는 약재들 위주로 한약을 처방했으며, 한약을 꾸준히 복용하고 생활 관리를 실천하면서 저혈당이 올 때마다 주치의와 상의해 당뇨약도 줄여갔다. 그러자 간 수치는 모두 정상 범위가 됐고, 나중에는 당뇨약 두 알을 모두 단약해도 당화혈색소가 6.1%가 되었다. 복용 중이던 당뇨약 두 알을 끊으면 당화혈색소가 최소 3% 정도는 높아져야 하는데 오히려 떨어졌고, 당뇨약을 모두 끊고도 6.5% 미만이니 당뇨를 관해 즉, 졸업한 상태였다.

또한 이 환자는 BMI 상으로 처음부터 마지막까지 쭉 비만1도였는데, 처음 왔을 때와 몸무게, 내장지방, 체지방 등은 비슷함에도 당뇨를 졸업했으니 간 기능 개선이 인슐린 저항성 개선과 당뇨 극복에 얼마나 중요한가를 깨달을 수 있었다.

실제 치료 사례 심장 기능 개선을 통해 당뇨를 졸업

진료를 해보면 유독 걱정이 많고 불안해하는 당뇨인들이 있다. 당뇨를 이제 막 진단받은 채 한의원에 왔는데 당화혈색소가 6%대임에도 이제 큰일이 났다고, 어떡하냐며 대성통곡하는 분들, 한약을 보내드리면 하루가 멀다고 이런저런 고민과 걱정으로 연락하는 분들, 또는 작은 고민에도 불면에 시달리고 가슴이 두근거리는 분들이 있는데, 이런 사람들은 모두 심장이 약한 분들이다.

경기도 수원시에서 온 만 50세 노OO 님도 심장이 약한 상태였다. 불안이 심해서 휴가 동안 자기 자리가 없어질까 봐 휴가도 잘 못 간다고 했다. 회사에서 직원들 앞에서 발표할 때마다 가슴이 너무 두근거린다고 했고, 출근하는 평일에는 소화가 잘 안되어서 아침도 먹지 못할 정도였다. 심장이 약하고 열이 쌓여 혀끝이 붉은 상태였다. 당화혈색소는 6%였고, 당뇨약은 두 알 먹고 있었는데 졸업을 원하서서 한약 치료와 생활 관리를 하며 저혈당이 올 때마다 주치의와 상의하여 당뇨약을 줄여갔다. 나중에는 두 알 모두 단약하고도 5.8%가 나왔는데, 복용 중이던 당뇨약 두 알을 끊으면 당화혈색소가 최소 3% 정도는 높아져야 하는데 오히려 떨어졌고, 당뇨약을 모두 끊고도 6.5% 미만이니 당뇨 관해 즉, 졸업한 상태였다.

한약 처방으로 간 기능을 보강해 주는 약재에 심장을 강화해 주고, 심장의 열을 끄는 약재들을 추가했다. 환자가 한약을 복용하면서 하는 말이 이제는 마음이 평안해짐을 느끼고, 예전처럼 두근거리거나 불안하지 않다고 했다. 불안하고 걱정되는 마음이 혈당을 높이는 원인 중 하나였는데 이제는 안정되었으니, 당뇨까지 졸업할 수 있었던 것이다.

실제 치료 사례 소화 기능 개선을 통해 당뇨를 졸업

소화 기능이 좋지 않은데 당뇨가 있다는 이유로 소화가 잘되지 않는 음식들을 고수하는 분들이 의외로 많다. 가스가 차고 방귀가 많은데 고기 위주로 먹어야 혈당이 덜 오른다며 고기 위주로 식사하고, 탄수화물은 약간만 먹거나 귀리, 현미 등의 거친 잡곡들만

넣은 밥을 먹기도 한다.

경기도 고양시에서 온 만 46세 김○○ 님은 당화혈색소가 6%였고, 당뇨약을 먹지 않았으니 전 단계 수치였다. 밥을 먹으면 졸리고 몸이 무거워지는 식곤증이 심했고, 밥을 먹으면 손발 저림이 생겼다가 소화가 되면 가라앉는 증상도 있었으며, 유독 공복혈당보다도 식후혈당이 높았다. 모든 것이 소화기 문제임을 보여주고 있었다. 당연히 처방도 소화 기능을 개선해주는 한약재들로 구성해 처방했고, 한약을 먹으면서 기존의 모든 증상이 없어졌다. 식후에 졸리고 몸이 무겁던 증상도 없어졌고, 식후에 손발 저림이 생겨 불편했던 것도 없어졌다. 그리고 이전에는 식후 2시간 혈당이 200mg/dL로 굉장히 높았는데, 이제는 식후 혈당도 140mg/dL 미만으로 낮아져 안정됐다.

결정적으로 당화혈색소는 5.1%까지 떨어져 완전히 정상 범위가 되었다. 당뇨 치료에 있어서 간, 심장, 소화기 중 어느 장기의 문제인지를 정확하게 진단하는 게 얼마나 중요한지를 또 한 번 상기시켜 주었다. 음식량을 줄이거나 당지수가 낮은 음식들을 권하지 않았고, 그저 소화가 잘되는 음식들을 적당한 양만큼 드시라고 한 게 전부였다. 당뇨인의 식이 관리 또한 일률적일 수가 없음을, 개인의 몸 상태에 따라 다른 식이 관리가 필요함을 알게 해주는 소화 기능 저하 사례이다.

3

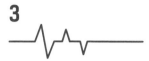

췌장은
당뇨 치료의 복병

지금까지 당뇨를 졸업하기 위해 혈당 측정과 당화혈색소 검사뿐만 아니라, C-peptide 검사를 통해 인슐린 분비량을 측정하고 인슐린 효율, 즉 인슐린 저항성 상태를 파악해야 한다는 것에 관해 이야기했다. 또한, 인슐린 저항성의 원인을 간, 심장, 소화기 중에서 찾아 해결해야 한다는 점도 강조했다. 그러나 최근 들어 당뇨를 오랫동안 앓아온 환자들이 많아지고, 복용하는 당뇨약의 양도 늘어나면서 췌장이 지쳐 버린 환자들이 크게 증가하고 있다. 이는 췌장 기능 자체에 문제가 생긴 경우이다.

당뇨로 인해 고혈당 상태가 되면, 우리 몸은 이를 방치하지 않고 혈당을 낮추기 위해 여러 보상 작용을 한다. 그중 하나가 췌장이 더 열심히 일하여 인슐린 분비량을 늘리는 것이다. 이 과정에서 겉으로는 혈당이 잘 조절되는 것처럼 보이지만, 췌장이 과도하게 인슐린을 분비하면서 점점 지치게 된다. 결국, 췌장의 기능이 약화되어 인슐린 분비량이 줄어들고, 나중에는 혈당이 급격히 상승한다.

이 단계에 이르면 당화혈색소가 치솟기 시작하며, 당뇨 관리는 총체적인 난국에 빠지게 된다.

인슐린 분비량 너무 적어도, 많아도 문제!

얼마 전 통계에 따르면, 인슐린이 충분히 분비되는 2형 당뇨는 전체 당뇨인의 약 85%를 차지한다. 반면, 인슐린 분비가 부족하거나 아예 되지 않는 당뇨인은 약 15%에 해당한다. 이 중에서도 인슐린 분비가 완전히 되지 않는 1형 당뇨인은 전체의 약 2.3%이며, 인슐린이 분비되기는 하지만 정상 범위에 미치지 못하는 1.5형 당뇨인은 12.8%에 달한다. 그러니 현재 많은 당뇨인이 인슐린 분비량이 적은 1.5형 당뇨에 해당할 가능성이 크다.

그런데 인슐린 분비량이 너무 많아도 문제이다. 다음 수치를 가진 한 환자가 이렇게 문의했다. "저는 당화혈색소가 정상인데, 그러면 췌장도 당연히 정상이겠지요?"

날짜	HbA1c	insulin	C-peptide
23. 7. 25	5.4%		
· 8 · 8		9.9	5.04

당화혈색소는 5.4%라서 혈당 조절이 아주 잘 되고 있었지만, C-peptide 수치는 정상 범위인 1~3.5ng/mL을 훌쩍 넘어 5.04ng/mL 가 나왔다. 겉으로는 혈당 조절이 잘 되고 있는 것처럼 보였지만, 사실은 엄청나게 많은 양의 인슐린을 분비해 겨우 혈당을 조절하는 상태였다. 이러면 췌장은 점점 더 지치고, 인슐린 분비량이 점차 줄어들 가능성이 크다. 언젠가 췌장이 너무 지쳐서 지금처럼 인슐린 분비를 해주지 못한다면, 그때는 혈당이 확 높아질 수 있음을 알 수 있다. 보통 당화혈색소만 검사하고, C-peptide 검사는 하지 않기 때문에 이 부분을 놓치기 쉽다.

문제는 본인의 인슐린 분비량 상태를 정확히 알지 못하고 음식과 운동 등 일반적인 당뇨 관리만 한다면, 치료 효과가 제대로 나타나지 않을 수 있다는 점이다. 인슐린 분비량이 적다면, 췌장에서 인슐린을 잘 분비하도록 췌장 기능을 회복하는 것이 무엇보다 중요하다. 반면 인슐린 분비량이 너무 많다면 무리해서 일하고 있는 췌장이 지쳐 버릴 수 있다는 점을 놓쳐서는 안 될 것이다.

췌장을 보호하고 췌장 기능을 개선하기 위해서는 일반적인 당뇨 관리 방법과는 다른 비법들이 필요하다. 만약 C-peptide 검사를

했는데 췌장 기능이 정상 범위를 벗어나 있다면, 혹은 검사는 안 해
봤지만 췌장이 지쳤을까 봐 걱정이 된다면, 다음 방법들을 실천해
보자.

 **인슐린 분비량을 늘리기 위한
간단한 생활관리법 네 가지**

1. 극도의 탄수화물 제한은 금지

탄수화물을 극도로 제한하면 췌장은 '인슐린이 크게 필요 없는 상태'라고 받아들
여 인슐린 분비량을 줄인다. 적정량의 탄수화물 섭취는 필수이다.

2. 간식은 최대한 줄이기

췌장은 인슐린 외 소화효소도 분비하기에 간식까지 먹으면 췌장이 쉴 시간이 부
족해진다. 췌장이 휴식할 수 있도록 밥을 든든히 먹고, 간식을 줄이자.

3. 충분한 수면과 휴식은 기본

사람도 힘을 내려면 휴식이 필요하듯 췌장도 휴식이 필요하다. 췌장을 쉽게 지치
게 하는 과도한 수준의 운동과 노동, 스트레스를 줄이는 것이 중요하다.

4. 생각 줄이기

한의학적으로 장기들은 감정과 관련이 있는데 그 중 췌장은 '생각'과 관련이 있는
장기이다. 생각이 너무 많거나, 어떤 일에 과도하게 신경 쓰거나, 평소 예민한 편
이라면 췌장도 쉽게 지친다.
생각을 줄이는 방법으로는 발끝치기 운동, 맨발 걷기 등 생활 운동을 추천한다.

인슐린 분비량 증가를 돕는 한약재 네 가지

1. 여주

여주는 먹는 인슐린이라는 별명이 있을 정도로 인슐린이 풍부하며 인슐린 유사 물질을 포함하고 있어 인슐린 분비를 촉진할 수 있다. 다만, 여주는 찬 성질이 있어 소화기가 약하다면 섭취에 주의가 필요하며 따뜻한 성질의 생강, 고추 등을 같이 넣어 요리하면 좋다.

2. 황기

삼계탕 재료로 익숙한 황기는 췌장의 베타세포 파괴를 막아주면서 인슐린 저항성을 개선하는 데 좋다. 물 1L에 황기 30~40g을 넣어 센불에 15분 끓이고 약불로 줄여 20분 정도 끓여 차로 마시는 방법을 추천한다.

3. 고삼

고삼은 항염증 및 항산화 작용을 통해 췌장 베타 세포를 보호하고 인슐린 분비를 촉진하는 데 도움을 주는 약재이다.

4. 홍삼

홍삼은 인슐린 분비 촉진, 인슐린 감수성 개선을 돕는다. 여러 연구에서 홍삼이 혈당 수치를 낮추고 베타 세포의 기능을 보호하는 데 도움이 되는 것으로 나타났다.

그러나 생활 관리만으로는 부족한 경우도 있다. 이때는 한약 치료를 고려해보자. 한약 치료는 췌장을 보호하고 인슐린 분비량을 직접적으로 증가시키는 데 효과적이다. 췌장 기능을 높이는 대표적인 약재로는 황기(黃芪, *Astragalus membranaceus*)가 있다. 황기는 전통 한약재로, 면역 강화와 항산화 효과 등 다양한 효능이 알려져 있으며, 특히 췌장 베타세포의 기능을 활성화하여 인슐린 생성을 증가시킬 수 있다는 연구 결과들이 보고되고 있다.

예를 들어, 한 연구에서는 황기 추출물이 췌장 베타세포의 증식을 촉진하고 인슐린 분비를 증가시키는 효과를 보였으며, 이는 당뇨병 관리에 긍정적인 영향을 줄 수 있음을 나타냈다. 또 다른 연구에서는 황기의 성분이 베타세포의 산화 스트레스를 감소시켜 세포 생존율을 높이고, 인슐린 분비를 향상시키는 것으로 나타났다.

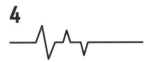

4

인슐린 분비량이 증가한
치료 사례

우리는 황기 외에도 췌장을 보호하고 인슐린 분비량을 늘리는 약재들을 종합하여 환자들에게 처방하고 있다. 한약 치료를 통해 췌장 기능이 개선되고, 인슐린 분비량이 증가한 실제 사례들을 살펴보자.

췌장 기능이 저하되면 잘 조절되던 당화혈색소가 높아지고, 피로감이 심해지며, 체중이 줄어드는 경향이 있다. 최근 들어 이러한 증상을 겪는다면 인슐린 분비량 자체를 검사해야 한다.

실제 치료 사례 **인슐린 분비량이 1.5형 당뇨 수준에서 정상으로 회복**

당뇨 전 단계 극복을 위해 내원한 한○○ 님은 인슐린 분비량 회복 문제가 더욱 시급했다. 인슐린 분비량이 0.6ng/mL 미만이면 1형 당뇨인데, 한OO 님의 수치는 고작 0.64ng/mL에 불과했기 때문이다. 그래서 '당뇨 전 단계 극복보다는 인슐린 분비량을 늘리는 치료가 더욱 시급한 상태'임을 말씀드리고 췌장에서 인슐린 분비량을 늘리는 한약 치료를 처방했다. 치료 후 고작 0.64ng/mL에 불과했던 인슐린 분비량이 1.59ng/mL까지 높아져 정상 수치로 회복돼 환자가 매우 만족했다.

날짜	C-peptide
23·9·8	0.64
·4·25	
24·1·5	1.49
·4·11	
·7·24	1.59
·10·7	
·11·6	
·12·4	
25·1·6	

실제 치료 사례 **인슐린 분비량이 점차 회복**

인슐린 주사를 끊고자 내원했던 윤OO 님은 오랫동안 인슐린을 맞아도 혈당이 안 잡히던 상태였다. 인슐린 분비량은 1형 당뇨 수준의 0.6ng/mL 미만에 불과했는데, 인슐린 분비량 자체가 적으니 인슐린 주사를 끊는 게 불가능했다. 하지만 췌장에서 인슐린 분비량을 늘리는 한약 치료를 통해 인슐린 분비량이 0.6ng/mL 미만에서 1.2ng/mL까지 단숨에 늘어나 인슐린 분비량이 정상 범위까지 도달했다.

췌장의 인슐린 분비량이 점차 증가하자 저혈당이 생겨 주치의와 상의하여 인슐린 투여 단위 또한 계속해서 줄여나가고 있고, 현재는 하루 5단위만 맞고 있다.

실제 치료 사례 **한약 치료로 두 달 만에 인슐린 분비 기능이 회복**

80대 남성인 이OO 님은 처음에 발저림 증상으로 내원했다. 2016년부터 양발이 지속적으로 저린 증상이 있었으며, 걸을 때는 마치 모래사장을 걷는 듯한 느낌을 받는다고 했다. 이러한 증상의 원인을 정확히 파악하기 위해 본원에서 정밀 검사를 진행했다.

모세혈관 검사 결과, 혈관 변형과 순환 장애가 확인되었으며, 전반적으로 혈이 부족한 상태임이 드러났다. 혈액검사에서는 당화혈색소가 6.4%, C-peptide 검사상 인슐린 분비량이 0.88ng/mL이었다. 당화혈색소 수치는 당뇨약을 복용하지 않고 있는 상황에서, 그리고 나이를 고려할 때 크게 문제가 될 수준은 아니었다. 일반적으로 65세 이상의 당뇨인은 당화혈색소를 7.5% 미만으로 유지하면 된다고 권장한다.

그러나 인슐린 분비량은 달랐다. 혈당 수치가 정상 범위에 있더라도 인슐린 분비량이 적다면 인슐린 분비 기능이 저하되어 향후 혈당 조절에 문제가 생길 가능성이 크다. 이에 이○○ 님께 해당 사항을 설명하고, 말초신경병증과 인슐린 분비 기능 회복을 목표로 한약 치료를 시작했다. 이○○ 님은 키 168cm에 몸무게가 56.6kg으로, 늘 기운이 없고 밥맛도 없다고 호소했다.

치료 2주 차에 말초신경병증 증상이 먼저 개선되기 시작했다. 발저림과 찌르는 듯한 통증이 약 20% 정도 감소했다. 걸을 때 모래밭 위를 걷는 느낌은 여전히 있었지만, 전반적으로 머리가 맑아지고 멍한 상태가 사라지기 시작했다. 치료 1개월 차에 다시 당화혈색소와 인슐린 분비량 검사를 진행한 결과, 당화혈색소는 6.7%로 소폭 상승했고, 인슐린 분비량은 0.87ng/mL로 동일하게 나왔다. 컨디션이 좋아지고 있어 인슐린 분비 기능의 회복과 혈당의 감소를 기대했지만, 결과가 달라 이○○ 님은 다소 실망했다.

그러나 이후 자세히 문진한 결과, 치료 도중 비뇨기과에서 전립선염으로 인해 처방받은 항생제를 2주간 복용한 것이 원인임을 알수 있었다. 항생제는 간 기능에 영향을 미쳐 혈당을 상승시킬 수 있어 해당 부분을 설명하고 한약 치료를 1개월 더 진행하기로 했다.

치료 2개월 차 검사에서 당화혈색소는 6.5%까지 낮아졌고, 인슐린 분비량은 1.36ng/mL으로 증가했다. 이처럼 인슐린 분비 기능이 회복됨에 따라 항생제 복용으로 인해 상승했던 혈당도 곧 안정화될 것으로 보인다. 또한, 발저림 증상과 모래 위를 걷는 듯한 느낌도 70% 정도 호전되었다고 했다. 첫 내원 시 변비로 인해 3일에 한 번, 매우 딱딱한 변을 보며 손가락으로 파내야 할 정도였던 상태도 점차 개선되고 있었다.

이○○ 님은 나이가 있고 기력이 매우 저하된 상태로 내원했기에 치료 기간이 오래 걸릴 것으로 예상했지만, 2개월 만에 상당한 회복을 보여 희망을 가지게 되었다. 80세가 넘어도 췌장의 베타세포 기능이 회복되어 인슐린 분비량이 증가할 수 있음을 보여준 사례이다.

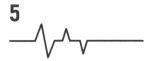

5

당뇨병성 합병증 예방의 시작, 모세혈관 검사

많은 당뇨인이 가장 걱정하는 것이 합병증이다. 문제는 혈당 관리만으로는 당뇨병성 합병증을 예방하기에 부족하다는 점이다. 그렇다면 합병증을 예방할 수 있는 적극적인 방법은 무엇일까? 바로 모세혈관 개선에 집중해보는 것이다.

3대 당뇨병성 합병증과 모세혈관의 역할

모세혈관은 3대 당뇨병성 합병증과 밀접한 관련이 있다. 혈관 관리에 있어서 동맥과 정맥도 중요하지만, 모세혈관은 전체 혈관의 99%를 차지하고 있어서 건강한 혈관을 유지하려면 무엇보다도 모세혈관의 건강이 필수이다. 모세혈관이 얼마나 중요한지 그 숫자만 봐도 알 수 있는데, 우리 몸에 있는 모세혈관의 전체 길이를 모두 합치면 무려 10만 km에 이르고, 이는 지구를 두 바퀴 반이나 돌 수 있는 길이다. 이처럼 놀라운 모세혈관의 중요성은 그 양과 역할만으로도 충분히 설명된다.

나이가 들수록 특히 45세 이후부터 모세혈관은 점차 줄어들기 시작한다. 주피 세포로 둘러싸인 모세혈관은 45세를 기점으로 급격히 감소하는데, 주피 세포가 완전히 벗겨진 모세혈관은 '유령 혈관'이라 불리며 사라지기 시작한다. 이와 함께 나쁜 생활 습관은 모세혈관의 노화를 가속화한다. 모세혈관이 노화되면, 그 개수가 줄어들고 산소와 영양소 공급이 충분히 이루어지지 않아 몸속에 노폐물과 수분이 정체되며, 이는 다양한 질병으로 이어질 수 있다.

특히 당뇨병성 합병증은 모세혈관의 건강과 밀접한 관련이 있다. 혈당이 목표 범위 내로 잘 조절되더라도 합병증이 생기거나, 당뇨가 발병한 지 얼마 되지 않았는데도 합병증이 발생하는 경우는 대부분 모세혈관의 문제와 관련이 깊다. 반면, 60세가 넘어도 건강한 사람들을 검사해보면 한결같이 모세혈관의 수가 안정적이며, 신체 곳곳에 골고루 퍼져 있다는 공통점이 있다. 그러므로 당뇨병성 합병증을 예방하고, 더 나아가 무병장수를 목표로 한다면 모세혈관을 건강하게 유지하는 것이 필수이다.

3대 당뇨병성 합병증이 왜 모세혈관 건강과 관련이 있는지 구체적으로 살펴보자. 우리는 피곤하면 눈이 충혈된다. 미세한 빨간 핏줄 같은 것도 보이는데, 그게 바로 모세혈관이다. 모세혈관에 문제가 생기면 망막병증이 발생하기가 쉽다.

당뇨병성 말초신경병증은 왜 모세혈관과 관련이 있을까? '말초신경병증'이라는 단어를 풀어보면 말초에 있는, 즉 손과 발에 있는 신경에 이상이 생긴 질환이다. 모든 신경에는 혈관이 따라가는데 손과 발에 있는 신경에는 굵은 혈관이 아니라 모세혈관이 따라간다. 이러한 모세혈관의 흐름이 좋지 않거나 혈액이 끈적끈적해지면 혈관에서 신경으로 산소나 영양 공급을 충분히 해줘야 하는데 산소와 영양 공급이 제대로 되지 않으니 신경 기능에 이상이 오면서 저리고 찌릿하고 아프고 화끈거리는 등 당뇨병성 말초신경병증의 대표 증상들이 생긴다.

그렇다면 당뇨병성 신증은 모세혈관과 어떤 관련이 있을까? 눈과 발에 나타나는 합병증은 얼핏 생각해도 이해가 가는데 신장은 잘 모를 것이다. 이것을 이해하려면 신장이 생긴 모습을 알아야 한다. 신장은 사구체로 이루어져 있는데, 이러한 사구체는 신동맥에서 나온 가느다란 모세혈관 덩어리로 이뤄졌다. 한마디로 신장은 모세혈관 덩어리라고 생각하면 된다. 결론적으로 당뇨병성 신증 또한 모세혈관과 깊은 관련이 있다. 소변을 걸러주는 역할을 하는 게 바로 모세혈관이다. 그런데 이러한 모세혈관에 문제가 생기니 소변으로 적혈구나 단백질이 빠져나가 혈뇨나 단백뇨가 발생하게 되고, 더 심해지면 만성신부전으로 진행된다.

당뇨인은 모세혈관 상태가 더욱 안 좋은 편

진료하다 보면 많은 당뇨인이 모세혈관에 문제가 있음을 확인할 수 있다. 모세혈관을 무작위로 검사했을 때 정상적인 모세혈관

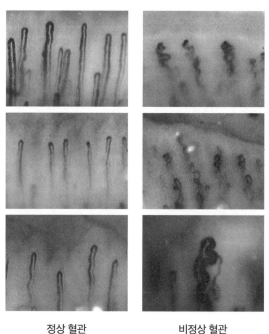

정상 혈관   비정상 혈관

을 가진 사람은 약 10%에 불과하고, 90%가 넘는 사람들이 모세혈관에 변형이 있는 것으로 나타났다. 즉 당뇨인은 모세혈관 건강에 문제가 더 많은 편이다.

모세혈관 검사는 혈관 조영 진단 장비를 통해 채혈 없이 간단하게 검사할 수 있다. 정상적인 모세혈관은 길고 가늘며, 혈액이 잘 흐르는 모습이다. 하지만 건강하지 않거나 노화가 진행된 혈관은 길이가 짧아지고, 변형된 모습으로 나타난다. 당뇨인의 모세혈관을 보면, 정상적인 혈관보다는 길이가 짧고 구불구불한 형태가 많이 보인다. 또 다른 당뇨인은 혈관이 거의 보이지 않거나, 흐릿하고 뭉

 모세혈관이 손상되면 나타나는 증상들

- 당뇨병성 말초신경병증, 당뇨병성 망막병증
- 당뇨병성 신장병증
- 손, 발의 저림이나 통증
- 발가락 등 부위 색 변화
- 발의 따끔거리거나 화끈거리는 증상
- 손, 발이 차고 시림
- 몸이 잘 붓는 현상
- 눈의 침침함, 뻑뻑함, 시야 흐림
- 시야에 먼지나 벌레 같은 것이 떠다님
- 야간 시력 저하
- 소변에 거품 발생
- 동맥류 발생

개진 형태로 나타나는 경우도 많았다. 모세혈관의 건강 상태는 나이와는 무관하게 지금까지 어떻게 건강 관리를 해왔는지에 따라 달라진다. 앞의 '모세혈관이 손상되면 나타나는 증상' 중 하나라도 해당한다면 모세혈관 건강 상태를 꼭 확인하길 바란다.

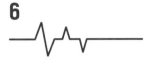

6

당뇨병성 합병증을 막는
모세혈관 관리 방법

"당뇨가 오래되어 합병증이 올까 봐 걱정됩니다."

"당뇨약만으로 합병증을 예방할 수 있을까요?"

"혈당 조절은 하고 있지만, 뭔가 부족한 느낌이에요."

만약 이러한 고민이 있다면, 모세혈관 상태를 빠르게 확인해 보길 바란다. 혈관 조영 진단 장비를 이용하면 혈관의 형태, 크기, 혈액 흐름 등을 평가하여 모세혈관의 문제를 조기에 발견할 수 있다. 이 검사는 채혈이 필요하지 않으며, 검사 기기를 통해 단 5초 만에 결과를 확인할 수 있다.

비록 아직 합병증 증상이 나타나지 않았더라도 혈관 검사를 받는 것이 좋다. 혈관 질환은 초기에는 증상이 거의 없거나 매우 미미하여 발견이 어려운 경우가 많다. 혈관이 이미 손상되었음에도 이를 인지하지 못하고 지나치는 경우가 많으므로, 현재 특별한 증상이 없더라도 모세혈관 검사를 통해 당뇨병성 합병증의 위험도를 미리 확인하는 것이 중요하다.

당뇨병성 합병증 예방을 위한 혈관 관리법

실제로 모세혈관 검사를 하고 나면 많은 사람이 충격을 받는다. 그러고는 "원장님, 어떻게 해야 하나요? 모세혈관이 너무 심각합니다. 건강하게 만들 방법을 알려주세요."라고 말한다.

모세혈관을 건강하게 유지하는 가장 중요한 두 가지 방법은 충분한 수면과 규칙적인 걷기 운동이다. 이외에도 등산, 모관 운동, 감두차, 족욕이나 반신욕 등이 있다.

충분한 수면

무엇보다도 중요한 것은 충분한 수면이다. 잠을 잘 자는 동안 우리 몸속 혈관들은 청소와 재정비 과정을 거친다. 수면이 시작된 후 처음 4시간 동안은 혈관을 청소하고, 그 후 3~4시간 동안은 깨끗해진 피를 모세혈관 곳곳에 공급하여 인체를 정비한다. 그래서 적절한 수면 시간은 7~8시간이다. 만약 늦게 잠들거나 수면이 부족하거나 깊이 자지 못한다면, 모세혈관 말단까지 충분한 정비가 이루어지지 않는다.

규칙적인 걷기 운동

규칙적인 걷기 운동은 일반 걷기보다 맨발 걷기를 추천한다. 맨발로 걸으면 발바닥이 지압 되고, 발의 아치를 이용해 걸을 수 있어 혈액을 펌핑하는 데 효과적이다. 실제로 하루 30분에서 1시간 정도 맨발로 걷기를 2주 정도만 실천해도 몸이 가벼워지고, 숙면을 취하며 불편했던 증상들이 하나둘 사라진다고 한다. 이는 맨발 걷기를 통해 혈액순환이 활발해지고, 우리 몸의 99%를 차지하는 모세혈관이 건강해지기 때문이다. 맨발 걷기를 주 3회 이상 실천해 보자. 맨발 걷기가 어렵다면 '맨발 신발'을 신고 걸어도 좋다. 맨발 신발은 맨발 걷기만큼의 효과는 아니지만, 땅과의 접지가 가능하고 발바닥 지압도 되어 어느 정도 효과를 볼 수 있다.

이외에 등산도 좋다. 등산은 유산소 운동과 근력 운동이 결합된 형태로, 혈관 건강에 매우 좋다. 유산소 운동은 심장과 폐 기능을 향상시키고, 혈액순환을 촉진하여 고혈압, 고지혈증 등의 성인병 예방에도 효과적이다. 등산을 하면 심박수가 증가하고 혈액순환이 촉진되어 심장 능력이 강화되고, 혈액이 몸 전체에 효율적으로 공급

된다.

또한 등산은 하체 근력 강화에 매우 효과적이다. 다리, 엉덩이, 코어 등 하체의 큰 근육들을 사용하기 때문에 근육량이 증가하고, 이는 혈당 조절에 긍정적인 영향을 미친다. 등산은 도심에 사는 현대인들이 자연 속에서 할 수 있는 가장 자연 친화적인 운동이다. 자연 속에서의 운동은 스트레스 호르몬인 코르티솔 분비를 감소시키고, 행복 호르몬인 세로토닌 분비를 증가시킨다. 코르티솔은 혈당을 상승시키는 역할을 하니 등산은 혈당 조절에도 도움이 된다.

모관 운동

집에서 쉽게 할 수 있는 모관 운동도 좋다. 모관 운동은 팔다리의 모세혈관을 진동시키는 효과가 있어 혈액순환을 도와준다. 특히 신체 하부에 정체된 혈액을 순환시켜 혈관 건강에 유익한 운동이다. 방법은 아주 간단하다.

바닥에 등을 대고 바르게 누운 상태에서 팔과 다리를 위로 들어 올리고 힘을 뺀 상태로 가볍게 흔들어준다. 이 동작을 1분 동안 한 후 잠시 쉬고, 다시 반복하기를 5회 정도 실시한다. 개인의 몸 상태에 맞춰 점차 시간을 늘려 하루 10분 이상 꾸준히 해주면, 혈액순환 개선에 많은 도움이 된다.

감두차 및 혈액순환에 좋은 약재들

조선 시대에 왕들이 독을 해독하기 위해 마셨던 감두차는 해독 효과가 뛰어나며, 감초와 서리태를 물에 끓여 간단하게 만들 수 있다. 하루 최소 두 번 마시는 것이 좋다. 감두차는 감초와 서리태를 40g씩 넣고 물 2L를 넣은 다음 30분 정도 끓여 마신다. 감두차 외에도 혈액순환에 좋은 약재들이 있는데, 가장 잘 알려진 약재는 계피이다. 계피는 속을 따뜻하게 하고 혈액순환을 촉진한다. 중추신경계의 흥분을 진정시키며 혈관을 확장해 혈액순환을 원활하게 만들어준다. 계피를 차로 끓여 마시는 것이 좋으며, 이때 생강을 함께 넣으면 더욱 효과적이다. 생강의 매운맛을 내는 진저롤 성분은 동맥을 확장하고 혈류를 강화하며, 체온을 높여 혈액순환을 돕는다. 두 번째로 한의학에서 혈액순환 저하나 혈관 질환에 자주 사용하는 약재인 당귀도 추천한다. 당귀에는 항산화 작용을 하는 데커신과 데커시놀 성분이 있어 피를 맑게 하고 부족한 혈액을 보충하며, 혈액의 균형을 맞춰준다. 당귀로 차를 끓일 때는 물 1리터에 당귀 12g을 넣고 끓이면 된다.

족욕과 반신욕

족욕이나 반신욕은 하체를 따뜻하게 해줌으로써 신체의 에너지 순환을 촉진하고, '수승화강' 상태를 유지하여 혈액순환을 개선할 수 있다. '수승화강'이란 전통 동양의학에서 건강한 신체 상태를 뜻하는 개념으로, '찬 기운은 위로 올라가고, 뜨거운 기운은 아래로 내려간다'라는 자연스러운 에너지 순환을 뜻한다. 이 균형이 깨지면 신체의 각종 불균형과 질병이 발생할 수 있다고 보며, 하체를 따뜻하게 하고 상체의 과도한 열을 내려주는 족욕이나 반신욕은 수승화강의 조화를 돕는 중요한 방법으로, 혈관 건강을 유지하고 신체 균형을 맞추는 데 효과적이다.

이와 같은 생활 습관을 통해 건강한 모세혈관을 유지하는 것은 우리 몸 전체의 건강과 직결된다. 올바른 생활 습관과 규칙적인 관리로 모세혈관을 건강하게 유지해 당뇨병성 합병증을 예방하고, 무병장수의 삶으로 나아가자.

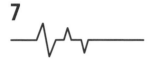

7

혈관을 치료하여 당뇨를
개선한 사례

앞서 설명한 것처럼 혈관이 건강하지 않다면, 혈당 문제만 생기는 것이 아니다. 뇌, 눈, 신장, 심장, 손과 발까지 다양한 신체 부위에 문제가 생길 수 있다. 당뇨병성 합병증도 결국 혈관 문제로 인한 결과이다. 눈, 신장, 발과 관련된 3대 당뇨병성 합병증 모두 손상된 혈관으로 인해 발생한다.

보통 혈관 검사 이후 "망가진 혈관도 치료할 수 있나요?" "혈관을 치료해서 당뇨를 극복한 사례가 있나요?"라는 문의가 많은데, 손상된 모세혈관은 치료하고 노력하면 빠르게 개선할 수 있다. 다음은 혈관 치료로 당뇨를 극복한 실제 사례이다.

치료 전	치료 후
건강하지 못한 혈관 (혈관이 희미하고, 혈액이 제대로 흐르지 못해 혈관이 끊어지는 부분이 있다.)	혈관 상태 개선 (혈관이 더 뚜렷하게 굵어졌다. 3개월 전에 비해 혈액순환의 힘이 더 강해졌다.)
망막병증 진단 (어두운 곳에서는 잘 보이지 않아 걷는 것이 어렵고, 사물들이 부분적으로 희게 보인다.)	망막병증 개선 (어두운 곳에서도 잘 시야가 잘 보이게 되었고, 부분적으로 희게 보이는 것이 줄어들었다.)
거품뇨 지속	거품뇨 감소

실제 치료 사례 "혈관 개선은 물론, 당뇨 졸업까지!"

_서울특별시 성북구, 만 56세, 남, 남OO 님

치료 전	치료 후
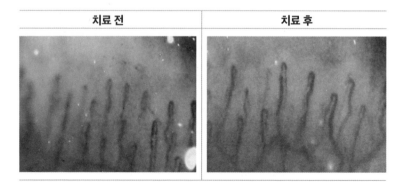	
건강하지 못한 혈관 (혈관이 전반적으로 짧고 구불구불하며, 선명하지 못한 혈관이 많이 관찰된다.)	혈관 상태 개선 (전반적으로 혈관이 더욱 길어지고, 곧게 뻗고, 선명해졌다.)
당화혈색소 6.6%	당화혈색소 5.6%
당뇨약 복용	당뇨약 단약

실제 치료 사례 "혈관이 개선되니 당뇨발 증상도 호전돼요"

_ 전남 목표시, 만 51세, 남, 박OO 님

치료 전	치료 후

건강하지 못한 혈관 (흐리고 분명하지 않은 혈관들이 많이 관찰된다.)	혈관 상태 개선 (전반적으로 혈관이 더욱 길어지고, 곧게 뻗고, 선명해졌다.)
당화혈색소 5.7%	당화혈색소 5.2%
당뇨, 고지혈증약 복용	모두 단약
각종 당뇨발 증상	당뇨발 증상 호전

실제 치료 사례 **"혈관이 개선되니 발의 감각이 좋아지네요!"**

_서울특별시 성북구, 만 60세, 남, 안OO 님

치료 전	치료 후
건강하지 못한 혈관 (혈관이 매우 짧고 군데군데 끊겨 점처럼 관찰되는 상태이다.)	혈관 상태 개선 (전반적으로 혈관이 더욱 길어지고, 곧게 뻗고, 선명해졌다.)
당화혈색소 9.4%	당화혈색소 8%
발바닥에 피가 통하지 않는 느낌	완치

실제 치료 사례 **"혈관이 개선되니 혈당이 떨어져요!"**

_ 서울특별시 금천구, 만 75세, 여, 김OO 님

치료 전	치료 후
건강하지 못한 혈관 (혈관이 거의 점을 찍은 듯 제대로 관찰되지 않는 상태)	혈관 상태 개선 (점을 찍은 것 같았던 혈관이 모습을 갖춰가기 시작했다.)
당화혈색소 8.2%	당화혈색소 7.6%

혈관이 개선되면 혈당이 자연스럽게 조절되고, 인슐린 저항성도 안정되며, 몸의 각 기관이 정상적으로 기능하게 된다. 혈당이 조절되지 않거나 합병증이 의심된다면, 그 핵심 원인은 바로 혈관 문제일 수 있다. 특히 혈관 질환은 초기 증상이 없기에 이미 손상이 진행되고 있어도 알기 어려운 경우가 많다. 그러니 합병증 상태를 유추할 수 있는 모세혈관 검사를 받아보고, 혈관 건강에 도움이 되는 운동과 식생활을 적극적으로 실천해야 한다.

혈관 건강에 좋은 음식과 피해야 할 음식

혈액을 구성하는 건 결국 음식이다. 자연에서 길러진 좋은 재료로 음식을 조리해 먹어야 혈액도 혈관도 건강해진다. 쉽게 구할 수 있으면서도 혈관 건강에 좋은 식재료 네 가지와 반드시 피해야 할 음식 한 가지를 알아보자.

혈관에 좋은 음식 네 가지

① 현미

식후 혈당 조절을 위해 현미를 섭취하는 당뇨인이 많다. 현미에는 피토스테롤이라는 성분이 있는데, 이 성분은 콜레스테롤과 구조가 비슷하여 콜레스테롤의 흡수를 방해한다. 결과적으로 혈중 콜레스테롤 수치를 낮추는 데 도움을 준다. 연구에 따르면, 피토스테롤을 섭취하면 LDL 콜레스테롤 수치가 감소하는 효과가 있다. 즉 LDL을 낮추고 HDL을 높여 혈관 건강에 긍정적인 영향을 준다.

또한 현미는 식이섬유가 풍부하여 변비 예방에 효과적이며, 쌀겨층과 배아에 포함된 리놀레산은 동맥경화와 노화 방지에 유익하다.

현미를 섭취할 때 주의해야 할 점은 소화가 잘되지 않을 수 있다는 것이다. 특히 소화 기능이 약한 마른 체형의 당뇨인은 현미 섭취가 힘들 수 있다. 이럴 때는 발효 현미를 섭취하거나 백미를 50~60% 정도 섞어 부드럽게 조리해 먹는 것을 추천한다.

② 콩류

콩은 당뇨에 좋은 대표적인 자연식품으로, 담백하고 맛이 좋아 밥에 넣어 먹거나 두부를 식사 대용으로 먹기도 한다. 대두, 서리태, 강낭콩 등 다양한 콩류에는 혈관을 부드럽고 튼튼하게 만들어주는 대두 단백질, 레시틴, 사포닌, 이소플라본 등이 풍부하게 함유되어 있다.

《동의보감》에는 '삼두해정탕'이라는 처방이 있다. 이 처방은 현대에 이르러 숙취 해소제로도 사용되는데, 이 처방에 포함된 것이 바로 콩이다. 녹두, 팥, 검은콩 등 세 가지 콩 한약재가 들어가 있으며, 해독 작용과 신장 기능 강화를 통해 체내 독소 배출을 촉진하는 효과가 있다. 예전에도 해독제로 사용되었고, 현재도 몸에 독소가 많은 사람에게 자주 처방된다. 이 처방을 복용한 후 모세혈관 검사를 해보면 혈관 건강이 좋아지는 것을 확인할 수 있다.

③ 해조류

미역, 다시마, 김 등 다양한 해조류에는 식이섬유와 미네랄이 풍부하여 혈관 건강에 큰 도움이 된다. 그래서 출산 후 기력이 떨어진 산모들의 회복식으로도 많이 섭취한다. 해조류에는 수용성 식이섬유인 알긴산이 포함되어 있어 음식물의 소화 및 흡수 속도를 늦추어 혈당 상승을 완만하게 만들어준다. 이런 효능은 당뇨인에게 매우 유익한 작용이다. 알긴산은 딱딱한 변을 부드럽게 만들어주고 배변 활동을 촉진하여 체내 독성 물질의 배출을 돕는다. 또한, 중성지방과 콜레스테롤의 수치를 낮추어 혈액을 맑게 해준다.

해조류에 풍부한 미네랄인 칼륨은 체내 나트륨 배출을 촉진하여 혈압을 낮추는 효과가 있고, 후코이단 성분은 콜레스테롤을 낮추고 혈액순환을 돕는다. 해조류는 혈관 건강에 중요한 혈압, 당뇨, 고지혈증 관리에 도움을 주는 좋은 식재료이다.

④ 식초

식초는 혈중 콜레스테롤 수치를 낮추고, 혈당 상승을 완화시키며, 인슐린 민감도도 향상시킬 수 있다. 또한 항산화 효과가 있어 염증을 줄이고 활성산소로부터 세포를 보호하는 데 도움을 준다. 식초를 섭취하는 방법으로는 식초가 포함된 소스를 요리에 사용하거나, 물에 타서 음료처럼 마시는 방법이 있다. 하루 두 큰술 정도의 식초를 섭취하는 것이 좋으며, 특히 식전에 마시면 혈당을 낮추는 데 더 효과적이다. 다만 위장에 자극이 될 수 있으므로 처음에는 연하게 시작하는 것이 좋고, 위장이 약한 사람은 섭취량을 줄여야 한다.

되도록 피해야 할 튀긴 음식

혈액 건강을 위해 피해야 할 대표적인 음식은 바로 튀긴 음식이다. 특히 트랜스지방이 많은 식품은 혈액과 혈관에 매우 나쁜 영향을 미친다. 트랜스지방은 나쁜 콜레스테롤인 LDL 수치를 높이고, 좋은 콜레스테롤인 HDL 수치를 낮춰 동맥경화나 관상동맥 질환의 위험을 높인다. 대표적인 트랜스지방 식품으로는 치킨, 감자튀김 같은 튀김류가 있다.

또한, 여러 번 재사용한 기름으로 조리한 튀김은 트랜스지방 함량이 더욱 높아지기 때문에 불가피하게 튀김을 먹어야 한다면 새 기름으로 조리한 것을 선택하자. 당뇨인이라면 혈관 건강을 위해 튀긴 음식은 최대한 피하는 것이 바람직하다.

당뇨를 관리하는 데 있어 식재료는 혈관 건강을 증진하고 합병증 예방에 큰 도움을 줄 수 있다. 좋은 음식을 가까이하고, 나쁜 음식은 멀리하여 더 건강하고 슬기롭게 혈당 관리를 해보자. 건강하고 깨끗한 피가 온몸을 순환할 때, 우리는 더욱 오래도록 건강한 삶을 유지할 수 있다.

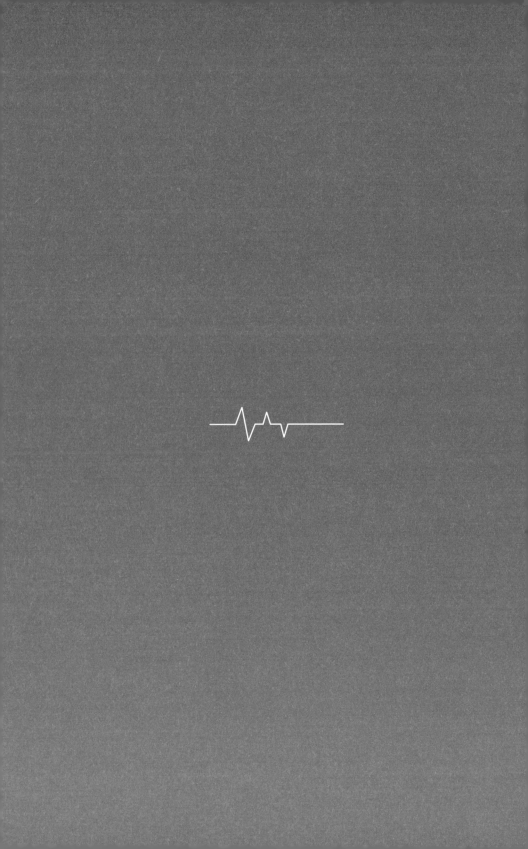

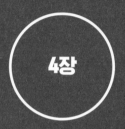

사례로 보는 당뇨 졸업

당뇨를 졸업한다는 것이 많은 사람에게는 꿈같은 이야기일 것이다. 하지만 당뇨는 평생 관리해야 하는 병이 아니라 관리와 치료를 통해 충분히 졸업할 수 있는 질병이다. 이를 증명할 수 있는 당뇨 졸업 사례들을 모아봤다. 당뇨를 진단받고 졸업에 이르기까지의 생생한 여정을 지금부터 시작해보자.

1

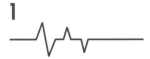

당화혈색소 14.6% → 5.3%,
철저한 관리로 당뇨 졸업

충북 제천시, 만 51세, 남, 이OO 님

치료 효과

당화혈색소	14.6% → 5.3%
간 수치	GGT 206IU/L → GGT 92IU/L ALT 66IU/L → 52IU/L AST 90IU/L → 36IU/L
당뇨약	4알 → 모두 단약
기타 증상	수면장애, 야간뇨, 소변 거품, 물을 많이 마시는 데도 나는 갈증, 잦은 허기짐 등 전형적인 당뇨 증상이 사라졌다.

2023년 12월, 건강검진을 받던 이OO 님은 예상치 못한 결과를 마주했다. 혈당 수치가 너무 높다는 결과를 듣고, 2024년 1월 추가

검사를 통해 당뇨병 진단을 받았다. 진단 당시 그의 당화혈색소는 14.6%로, 혈당 조절이 거의 되지 않는 위험한 수준이었다.

"아버지께서 별세하신 후 마음고생이 심했고, 6개월 만에 체중이 78kg에서 69kg까지 9kg이나 빠졌습니다. 그 당시 왜 살이 빠지는지 몰랐는데, 나중에야 고혈당 때문이었다는 걸 알게 되었지요."

진단 이후 그는 아침, 저녁으로 당뇨약 2알씩 총 4알을 복용해야 했다. 그에게 당뇨 판정을 받은 것은 충격 그 자체였다. 어떻게 관리해야 할지 막막했고, 당뇨에 대한 아무런 정보조차 없었다. 그때 아내의 도움으로 당봄한의원을 알게 되었고, 이를 계기로 한약 처방을 받게 되었다.

당뇨는 이OO 님 삶 곳곳에 흔적을 남겼다. 그는 하루에도 여러 번 화장실을 찾아야 했고, 밤에도 세 번씩 깨어나야 했다. 소변에 거품이 많았고, 물도 많이 마셨다. 자꾸 허기가 져서 음식을 수시로 먹는데도 불구하고 체중이 계속 줄어드는 이상 증상도 있었다. 모두 고혈당으로 인해 흔히 나타나는 다음, 다뇨, 다식, 체중감소의 '3다1소(三多一少)' 증상이었다. 한의원에서 간 기능 검사를 해보니, 간 수치마저 비정상적으로 높았다(GGT 206IU/L, ALT 66IU/L, AST 90IU/L).

이OO 님은 자신을 돌보기 위해 한약 치료를 시작했다. 한약과 함께 혈당을 조절하며 조금씩 개선되는 것을 느꼈다. 처음에는 실천해야 할 생활 관리가 부담스러웠지만, 한의사의 조언과 가르침을 따르면서 점차 자신감을 얻었다. 더불어 한약 처방은 간 수치도 매우 높고, 그동안 음주를 많이 했기에 간 기능을 보강하고 개선하는 약재들로 구성했다.

5개월 동안 꾸준히 관리한 결과, 당화혈색소는 14.6%에서 5.6%로 개선되었다. 2024년 2월 21일 14.6%이었는데, 2024년 7월 13일 검사 결과 5.6%이니 5개월이 채 걸리지 않았다. 공복혈당도 100mg/dL 미만으로 안정되었고, 당뇨약은 완전히 끊을 수 있었다. 이○○ 님은 치료 과정에서 한약 치료가 도움이 됐다고 했다. 생활 관리에 있어서는 맨발 걷기와 식단 관리법을 큰 도움으로 꼽았다. 맨발 걷기를 꾸준히 하니 숙면을 하게 됐고, 자다가 깨도 다시 잠들기가 수월해졌다고 했다. 또한 식사 전에 찐 채소를 먼저 먹는 일명 거꾸로 식사법을 실천했는데, 이런 생활 습관은 단순히 혈당을 낮추는 것에 그치지 않고, 삶의 질을 높이는 데도 도움을 줬다.

당뇨를 졸업하는 과정에서 이○○ 님은 단순히 몸의 건강뿐만 아니라 마음의 건강도 함께 돌볼 수 있었다. 그는 맨발 걷기를 통해 밤에 숙면할 수 있었고, 덕분에 야간뇨로 인해 깨는 일이 줄어들었다. 술을 제한하고 간 기능을 보강하는 한약 치료를 통해 간 수치도 눈에 띄게 개선되었다. GGT는 206IU/L에서 92IU/L로, ALT 66IU/L에서 52IU/L로, AST 90IU/L에서 36IU/L으로 낮아진 것이다.

이○○ 님은 '당뇨 졸업은 끝이 아니라 새로운 시작'이라며, 앞으로도 꾸준히 맨발 걷기와 채소 중심 식단을 이어갈 계획이라고 했다. 간 수치가 낮아지긴 했지만, 아직 정상 범위는 아니니 음주도 최대한 제한하며, 개선된 간 건강을 유지하기 위해 노력하겠다고 했다. 그리고 그 말을 정말 실천하여 결과로도 보여주었는데, 한약 치료 종료 후 3개월 뒤에 한의원에 와서 당화혈색소를 검사하니 무려 5.3%가 나온 것이었다.

이○○ 님은, 당뇨는 완전히 졸업할 수 있는 병이며 적절한 관리와 치료를 통해 삶의 질을 되찾을 수 있음을 몸소 보여주었다.

1) 당화혈색소 그래프

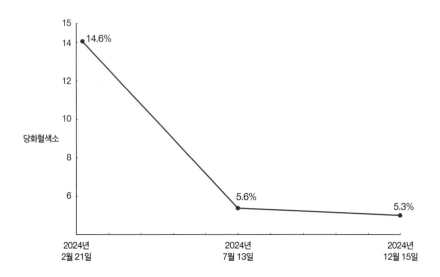

2) 간 수치 검사결과지

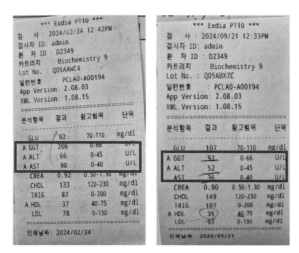

2024년 2월 24일   2024년 9월 21일

간 기능 검사 항목인 GGT는 206IU/L에서 92IU/L로, ALT는 66IU/L에서 52IU/L로, AST는 90IU/L에서 36IU/L으로 낮아졌다.

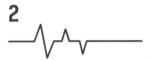

2

당화혈색소 12.4% → 5.3%,
70대의 당뇨 졸업

서울특별시 성북구, 만 72세, 남, 임OO 님

치료 효과

당화혈색소	12.4% → 5.3%
기타 증상	체중이 8~10kg 빠지며 기운이 없었고, 양쪽 다리에 쥐와 경련으로 수면장애도 있었지만, 체중도 회복되었고 증상도 소실되었다.

　2023년 초, 임OO 님은 건강검진 후 당화혈색소가 무려 12.4%, 공복 혈당은 350~380mg/dL에 달하는 심각한 고혈당 상태임을 알게 되었다. 동시에 여러 증상이 있었는데, 체중이 8~10kg 빠지면서 몸에 힘이 없어졌고, 양쪽 다리에 쥐가 나거나 경련이 일어나 밤잠을 설치기 일쑤였다. 살이 빠지고, 다리가 아파서 잠을 못 잤고, 정

말 어떻게 해야 할지 몰랐다고 한다.

"정말 당뇨는 평생 관리해야 할까요?"

임〇〇 님은 막연한 두려움으로 당뇨를 치료할 방법이 있는지 스스로 찾아보기 시작했다. 그 과정에서 당봄한의원을 알게 되었고, '당뇨도 졸업할 수 있다'라는 확신이 생겼다고 한다. 그리고 몸 상태에 맞게 처방한 한약 치료를 시작했다.

한의학적으로 진단한 결과, 인슐린 저항성을 높이는 3가지 장부 중 간 기능이 제일 저하되어 있었고, 동시에 소화 기능도 좋지 않았다. 이에 간 기능과 소화 기능을 보강하는 약재들로 구성된 한약을 처방했다. 여기에 더해 맨발 걷기와 같은 맞춤형 생활 관리법을 병행하도록 권했다.

한약 치료 1개월 만에 다리 경련 증상이 완전히 사라졌고, 2개월 후에는 당화혈색소가 12.4%에서 7%로, 공복혈당도 정상 범위에 근접했다. 치료 시작 4개월 후, 당화혈색소는 5.3%로 낮아졌으며, 당뇨약 없이 혈당을 안정적으로 관리할 수 있는 상태가 되었다.

임〇〇 님은 한약 덕분에 당뇨를 졸업하고 싶다는 꿈을 이루었다고 했다. 또한, 맨발 걷기를 하면서 혈류 순환이 좋아졌고, 몸도 더 가벼워지는 것을 느꼈다고 했다. 만 72세의 나이로 당화혈색소 12.4%였던 당뇨를 졸업했으니, 정말 어려운 조건에서 졸업한 셈이다.

임○○ 님은 현재 당뇨를 졸업한 상태로, 혈당 걱정 없는 일상을 보내고 있다. 앞으로도 꾸준히 맨발 걷기와 생활 관리를 이어갈 계획이며, 당봄한의원 의료진의 도움으로 다시 건강한 삶을 살게 되어 감사하다는 말을 전했다. 아무리 혈당이 높아도, 그리고 아무리 나이가 많아도 포기하지 않고, 관리하고 치료하면 반드시 졸업할 수 있음을 보여준 사례이다.

1) 당화혈색소 검사결과지

날짜	HbA1c	insulin
23.12.23	12.4	9.04
. 1.20		
24. 3.5	7%	
..4.21	5.3%	
. .		

2) 당화혈색소 그래프

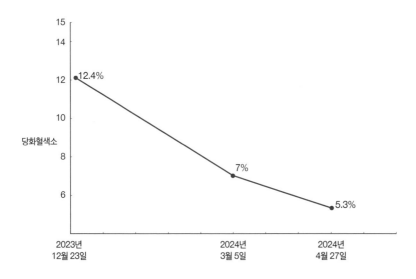

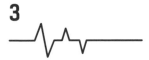

3

당화혈색소 11% → 5.6%,
간 수치까지 높았지만 비대면으로 치료

충북 괴산군, 만 51세, 남, 우○○ 님

치료 효과

당화혈색소	11% → 5.6%
간 수치	감마지티피 104IU/L → 감마지티피20 IU/L
중성지방 수치	495mg/dL → 58mg/dL
기타 증상	변비 증상이 해소되고, 수면 상태가 개선되었다.

2024년 1월, 우○○ 님은 건강검진에서 당화혈색소가 무려 11%였다. 병원에서는 인슐린 주사를 처방해야 할 정도로 심각한 상태라고 했다. 게다가 간 수치 중 감마지티피가 104IU/L로 다소 높았고, 중성지방도 495mg/dL로 매우 높았다. 초음파 검사상 지방간까

지 있었다. 당화혈색소가 매우 높고, 간 수치에 중성지방 수치도 높으니 인슐린 투여까지는 아니더라도 당뇨약은 복용해야 한다는 권유를 받았지만, 우○○ 님은 약물 복용 대신 스스로 혈당을 관리하기로 결심했다.

9.생화학1(영양상태, 간기능 및 황달 등 간 및 간담도계질환)

검사항목		정상치	단위	현재결과(2024년)	
총단백	T-Protein	6.6~8.7	g/dL	7.5	
알부민	Albumin	3.5~5.2	g/dL	5.1	
총빌리루빈	T.B	<1.2	mg/dL	1.0	
직접빌리루빈	D.B	0.0~0.3	mg/dL	0.31	
AST(GOT)	AST	0~50	IU/L	36	
ALT(GPT)	ALT	0~50	IU/L	46	
알카라인포스파타제	ALP	35~130	IU/L	93	
락산탈수소효소	LDH	<250	IU/L	193	
감마지티피	r-GTP	65 미만	IU/L	104	
아밀라제	Amylase	13~53	IU/L	15	

10.생화학2(당뇨병)

검사항목		정상치	단위	현재결과(2024년)
공복혈당	Glocose	72~99	mg/dL	221
당화혈색소	HB A1c	4.2~6.2	%	11.0

11.생화학3(신장기능 및 탈수증)

검사항목		정상치	단위	현재결과(2024년)
혈중요소질소	BUN	6.0~20.0	mg/dL	11
크레아티닌	Creatinine	0.6~1.2	mg/dL	0.9
사구체여과율	GFR	60~999		94

12.혈중지질(고지혈증)

검사항목		정상치	단위	현재결과(2024년)
중성지방	TG	<150	mg/dL	495
총콜레스테롤	T-cho	240이하	mg/dL	264
고밀도콜레스테롤	HDL	41이상	mg/dL	45
저밀도콜레스테롤	LDL	<130	mg/dL	165

2024년 1월 11일 건강검진 결과지

우선 건강검진으로 충격을 받은 우OO 님은 체중을 6kg 감량하고, 술을 완전히 끊었다. 그러나 이런저런 노력에도 혈당은 생각만큼 잘 잡히지 않았고, 심한 수면장애로 하루 4시간밖에 잠을 자지 못하는 상태가 지속되었다. 고민 끝에 우OO 님은 당봄한의원을 찾았고, 충북에서 서울까지 오는 게 부담되어 비대면 진료를 하게 되었다. 다른 곳에서 하기 어려운 검사인 C-peptide, 모세혈관 검사 등을 해야 하니 직접 내원하면 가장 좋지만, 부득이하게 오지 못할 때는 전화로 진료 후 처방하고 있다.

한의학적 진단 결과, 우OO 님은 인슐린 저항성의 주된 원인 3가지 장부 중 간과 소화기 문제가 있었다. 간 기능 저하와 지방간으로 인해 혈당 조절이 어려운 상태였고, 소화 기능 저하로 몸에 습담이 쌓이는 상태였다. 이에 따라 간과 소화 기능 회복을 목표로 한 맞춤형 한약을 처방했다.

그랬더니 한약 처방 2주 만에 공복혈당이 80~90mg/dL로 정상 범위가 되었고, 혈액 검사를 해보니 2개월 만에 당화혈색소가 5.6%로 낮아졌으며, 병원에서도 약물 복용 없이 혈당 조절이 가능하여 정상이라는 소견을 받았다. 더욱 놀라웠던 점은 간 수치 또한 감마지티피가 20IU/L까지 낮아져 정상 범위로 회복되었다는 점이다. 또 체중을 감소하고 식이 관리를 열심히 한 결과 초음파 검사에서 지방간이 완전히 사라졌으며, 중성지방(TG) 수치도 58mg/dL까지 낮

처방일자 : 2024-02-14			강무일			
검사항목	결과	참고치	검사자	확인자	접수일자	검사일자
Lipid			백모름		2024-04-16 09:37	2024-04-16 10:15
AST	18	<50 U/L	백모름		2024-04-16 09:37	2024-04-16 10:15
ALT	30	<50 U/L	백모름		2024-04-16 09:37	2024-04-16 10:15
r-GTP	20	9 ~ 64 U/L	백모름		2024-04-16 09:37	2024-04-16 10:15
TG	58	<150 mg/dl	백모름		2024-04-16 09:37	2024-04-16 10:15
T-Chole	213	0 ~ 240 mg/dl	백모름		2024-04-16 09:37	2024-04-16 10:15
HDLcholest	74	>40 mg/dl	백모름		2024-04-16 09:37	2024-04-16 10:15
LDL-Choles	139	<130 mg/dl	백모름		2024-04-16 09:37	2024-04-16 10:15

처방일자 : 2024-02-14			강무일 비뇨비			
검사항목	결과	참고치	검사자	확인자	접수일자	검사일자
HbA1C	5.6	4.2 ~ 6.2 %	최익헌		2024-04-16 09:56	2024-04-16 09:58

2024년 4월 16일 건강검진 결과지

아져 정상 범위 안에 들어왔다.

한약 치료를 하며 우OO 님의 여러 가지 불편했던 증상도 잡혔다. 우선 대변 상태가 크게 개선되었다. 앞서 이야기한 대로 변비와 당뇨는 관련이 있다. 우OO 님은 대변이 딱딱했는데 한약 치료를 하면서 변이 부드러워졌고, 그랬기에 혈당 조절이 더 수월했다. 손발끝이 저릿한 신경 증상도 완전히 사라졌고, 수면 상태도 크게 호전되어 숙면할 수 있었다. 전반적으로 건강이 회복된 것이다.

우OO 님은 '당뇨는 평생 관리해야 한다'라는 인식을 깨고, 약물 복용 없이 한약 치료만으로 당뇨를 졸업한 사례가 되었다. 간, 소화기 기능 회복과 생활 습관 개선을 통해 우OO 님은 이제 혈당 걱정 없는 일상을 보내고 있다.

보통은 비대면 진료가 직접 대면하며 진료한 환자에 비해 효과도 더딜 수 있고 소통도 어려운 편이지만, 한약 치료 2개월 만에 당당히 졸업하셔서 더욱 귀감이 되는 사례이다.

1) 당화혈색소 그래프

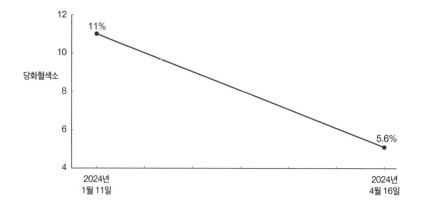

2) 감마지티피 그래프

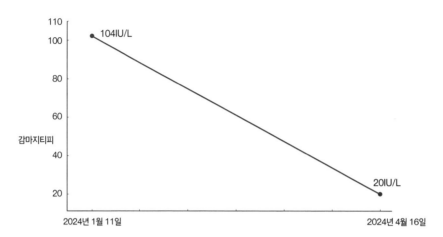

3) 중성지방 그래프

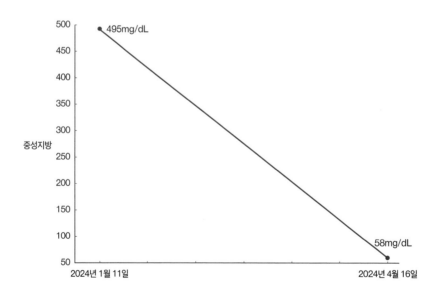

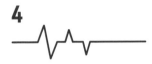

4

간 기능과 소화 기능까지
약했지만 결국 극복

경기도 김포시, 만 66세, 여, 김OO 님

치료 효과

당화혈색소	11% → 6.1%
당뇨약	4알 → 모두 단약
기타 증상	두통, 눈 침침, 피로감이 해소되었다.

2021년 5월, 김OO 님은 당화혈색소가 11%라는 높은 수치로 당뇨 진단을 받아 당뇨약 4알을 복용하며 혈당을 관리하던 중 당봄한의원을 알게 되어 한의학적 치료를 받기로 결심했다. 평생 당뇨약을 먹으며 혈당을 관리해야 한다는 것이 너무 막막하다며, 이대로는 안 될 것 같아 한약 치료를 시도해 보기로 한 것이다.

김○○ 님은 두통이 심하고 머리가 늘 무겁게 느껴졌으며, 눈이 침침하고 피곤하다는 불편함을 호소했다. 한의학적으로 진단한 결과, 김○○ 님은 소화 기능이 매우 저하되어 있고, 간 기능이 약해져 혈당 조절이 어려운 상태였다. 이에 맞춰 간 기능과 소화 기능을 보강하는 한약을 처방했다. 당뇨약 4알을 복용함에도 혈당이 높고, 두통과 눈 침침, 피로감이 심하니 한약 치료를 하며 음식, 운동, 수면 등 생활 관리에 더욱 집중하기로 했다.

3개월 후, 당화혈색소를 재측정한 결과는 6.8%였다. 더욱 놀라운 건 이미 당뇨약 4알 모두를 단약했는데도 당화혈색소가 안정됐다는 점이었다. 김○○ 님은 컨디션도 좋아져서 두통이 점차 줄고, 머리가 맑아지고, 힘이 생긴다고 했다.

김○○ 님은 당화혈색소 6.8%에 만족하지 않고, 5.6% 이하, 즉 정상까지 가는 걸 목표로 삼고 한약 치료를 지속하며 생활 관리를 꾸준히 실천했고, 이후 당화혈색소는 6.1%까지 낮아졌다. 평소 다니던 병원에서 인슐린 저항성 검사 결과도 정상이고 당화혈색소도 안정됐으니, 지금처럼 당뇨약을 복용하지 않아도 된다는 주치의의 진단을 받았다.

김○○ 님은 "처음에는 당화혈색소 5.6% 이하의 완전 정상 범위를 목표로 했지만, 당뇨약을 끊고도 6.1%를 유지하고 있다는 것만으로도 정말 감사합니다. 더는 약에 의존하지 않아도 되는 삶을 살게 되어 행복합니다."라고 말하며 마지막 진료를 마치고 갈 때 문 앞에서 나를 꼭 안아주었다. 의사로서 가장 보람 있는 순간이다. 평생 당뇨약을 먹으며 혈당 관리할 생각만 했는데 약을 끊고도 혈당이 거의 정상 범위가 되었으니 환자가 정말 좋아했다. 당뇨가 졸업할 수 있는 병이라는 것을 증명하는 사례라 나 역시 뿌듯했다.

당화혈색소가 11%이니 평생 당뇨약을 먹으며 살아야 한다는 고정관념을 깨고, 당뇨 졸업에 도전한 덕분에 당뇨를 당당하게 극복했고, 컨디션도 되찾았다. 실제 졸업한 분들이 당뇨를 앓기 전보다 더 건강해졌다고들 하는데, 김〇〇 님도 예외는 아니었다.

1) 당화혈색소 검사결과지

기타검사			
검사 명칭	참조치	관련질병	검사결과
[2021년 6월 8일 검사]			
HbA1c[WB(EDTA)]			11

2021년 6월 8일

검사항목	검사결과	판정	참고치
HOMA-IR	1.11		
HbA1c	**		
NGSP	6.1		정상 ≤ 5.6 %
			당뇨병 전단계: 5.7 - 6.4
			당뇨 ≥ 6.5
eAG	128		2-4개월 평균혈당치
IFCC	43		정상 ≤ 38 mmol/mol
			당뇨병 전단계: 39-47
			당뇨 ≥ 48
Insulin	4.2		2.6 - 24.9 μU/mL
C-peptide (S)	1.96		1.10 - 4.40 ng/mL

2022년 7월 14일

2) 당화혈색소 그래프

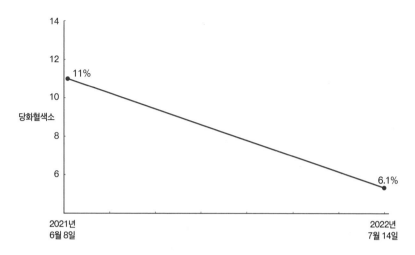

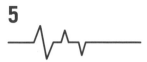

5

당화혈색소 10.9% → 5.8%,
3개월 만에 당뇨 졸업

서울특별시 마포구, 만 66세, 남, 배OO 님

치료 효과

당화혈색소	10.9% → 5.8%
당뇨약	3알 → 모두 단약
기타 증상	소변 불편함이 개선되고, 체력이 회복되었다. 얼굴 홍조와 눈 충혈이 개선되었다.

배OO 님은 2023년 연초부터 전기 기능사 자격증 취득과 격일 근무로 인해 스트레스가 극심했고, 한 시간마다 소변을 보러 일어나야 해서 잠을 거의 자지 못하는 상태였다. 게다가 극심한 피로감과 갈증, 현기증까지 느껴져 병원을 찾았고, 당화혈색소 10.9%가

나와 당뇨 진단을 받고 고지혈증 진단도 함께 받았다. 당시 의사는 당뇨약 3알과 고지혈증약 1알을 처방하며 평생 약을 복용해야 한다고 조언했다. 혈당, 당화혈색소, 고지혈증 등 모든 용어가 낯설었고, 앞으로의 삶이 너무 막막하게 느껴졌다고 회상했다. 자격증 공부와 회사 스트레스로 몸과 마음이 완전히 지쳐 있었는데 당뇨 진단까지 받으니 너무나 힘들었던 것이다.

배○○ 님은 당뇨 관리와 치료법을 검색하던 중 당봄한의원을 알게 되었고, 2023년 5월 한의원을 찾아와 한의학적 치료를 시작했다. 배○○ 님을 한의학적으로 진단한 결과 마른당뇨였고, 불면증과 스트레스로 인해 심장이 허약해진 상태에서 혈당이 치솟고, 간 기능 저하로 혈당 조절이 원활하지 않은 상태였다. 그리고 이에 맞는 한약을 처방했다.

배○○ 님은 열심히 관리할 테니 3개월 만에 낫게 해달라고 요청했고, 말대로 3개월 동안 의료진이 얘기한 모든 것을 지켜주었다. 그리고 마침내 3개월 뒤에는 당뇨를 졸업했다. 목표를 명확하게 3개월로 잡고, 정말 집중해서 한약 치료와 생활 관리를 한 결과이다.

한약 치료하는 3개월간 정말 많은 변화가 있었는데, 첫째 달에는 공복혈당이 안정되기 시작했고, 소변이 시원하게 나온다고 했다. 둘째 달에는 체력이 점차 회복되고, 얼굴 홍조와 눈 충혈이 사라지며 건강한 모습을 찾아갔고, 마지막 달에는 당화혈색소가 10.9%

에서 5.8%로 뚝 떨어졌다.

배OO 님은 한약 치료와 생활 관리를 병행하며, '당뇨를 졸업할
수 있다'라는 확신이 들었다고 했다. 의료진이 권장한 공복혈당 달
력을 매일 작성했고, 최소 주 3회 맨발 걷기를 했으며, 근력 운동도
주 2회 실천했다. 그리고 건강 회복에 집중하고자 절주했다.

현재 배OO 님은 당뇨약 3알을 모두 끊은 채 당화혈색소는 5.8%
로 정상 범위인 5.6%에 근접했으며, 당뇨를 졸업한 상태이다. 자신
이 당뇨를 졸업할 수 있었던 결정적인 비법으로 전문가에 대한 신
뢰와 의지력을 꼽았다. 의료진의 코칭을 믿고, '나는 졸업할 수 있다'
라는 확신으로 매일 최선을 다하는 것, 당뇨 졸업은 환자 자신에게
달려 있음을 알고 스스로 실천하는 것이 무엇보다 중요하다고 말했
다. 최고의 의사는 자기 자신이라는 것을 몸소 보여준 사례이다.

1) 당화혈색소 검사지

날짜	HbA1c	insulin	C-peptide
23 . 5. 4	ⓐ	17.6	3.5
23 . 5. 12	10.9	4.43	1.96.
23 . 7. 7	7.7%		
. 9. 15	5.8%		

2) 당화혈색소 그래프

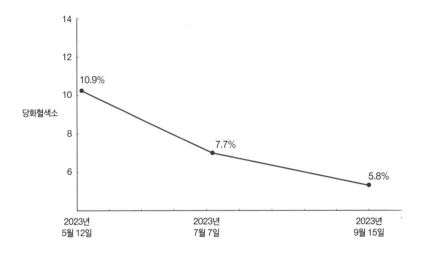

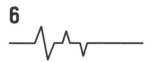

6

가족력으로 합병증을
걱정했지만 완전히 극복

경남 거제시, 만 56세, 남, 엄OO 님

치료 효과

당화혈색소	10.5% → 4.8%
당뇨약	1알 → 모두 단약
기타 증상	갈증과 잔뇨로 인한 수면장애가 해결되었고, 종아리 부종과 저림 증상도 해소되었다.

2021년, 엄OO 님은 건강검진에서 당화혈색소 7.2%로 처음 당뇨 진단을 받았다. 당시 당뇨약 1알을 처방받았고, 운동과 식단 관리로 곧 목표 범위인 6.5% 미만으로 회복했다. 하지만 3년 후인 2024년 2월, 사내 의무실 검사에서 당화혈색소가 갑자기 10%로 높

아졌고, 4월 말에는 10.5%까지 상승했다.

처음에는 관리가 잘 되고 있다고 생각했는데 갑자기 수치가 이렇게 높아져 깜짝 놀랐다고 했다. 당화혈색소가 10%가 넘으니 병원에서는 췌장에 문제가 있을 것을 우려해 CT 검사까지 받았지만, 다행히 이상은 없었다. 췌장 CT 검사 결과를 기다리던 그 며칠이 정말 끔찍했다고 회상했다. 가족 중 당뇨 합병증으로 고생한 사람이 있어 더욱 긴장되어 밤잠을 설치기도 했다. 다행히 CT 결과는 괜찮았지만, 그래도 엄〇〇 님은 절망에 빠졌다. 이윽고 치료를 해야겠다는 생각이 들어 당봄한의원을 찾아왔다.

한의학적으로 자세히 진단한 결과, 스트레스와 불면증이 혈당 상승의 주요 원인임을 확인했고 장부 중에서는 간 기능 이상이 문제였다. 간에 열이 쌓이고, 기능이 저하된 상태였다. 3장에서 살펴본 기본적인 검사(인슐린 분비량, 인슐린 저항성, 모세혈관 검사 등)를 통해 엄〇〇 님은 자신의 상태를 명확히 이해했고, 한약 치료와 함께 생활 관리법을 시작했다.

우선 의료진이 권한 대로 공복혈당 달력을 거의 매일 작성했는데, 공복혈당이 평소보다 높은 날과 낮은 날의 이유를 관찰하다 보니 생활 습관 중 문제점을 스스로 파악하기가 쉬웠다고 한다. 또한, 최소 주 3회 맨발 걷기를 했고, 근력 운동과 유산소 운동을 병행하여 체력 회복에 힘썼고, 간 건강을 회복하고자 절주를 넘어 거의 금

주까지 했다.

맞춤 한약 치료와 이러한 스스로 노력 덕에 엄○○ 님은 정말 한 달 한달 빠른 변화를 만들어냈다. 한약 치료 2개월 후에는 당뇨약 1알을 줄이고 당화혈색소가 5.6%로 낮아졌으며, 3개월 후에는 당뇨약을 완전히 끊고 당화혈색소가 무려 4.9%가 됐고, 4개월 후에는 당화혈색소 4.8%가 나오며 혈당이 안정되어 당뇨를 완전히 졸업할 수 있었다.

게다가 한약 치료를 시작한 이후 갈증과 잔뇨로 인한 수면장애도 사라지고, 종아리 부종과 저림 증상도 완전히 나았으며, 몸무게도 회복되는 등 전반적인 건강이 좋아졌다고 한다.

엄○○ 님은 실천했던 여러 가지 생활 관리 중 당뇨를 졸업할 수 있었던 결정적인 요인 중 하나로 공복혈당 달력을 꼽았다. 혈당 달력을 작성하면서 혈당이 오르고 내리는 원인을 파악할 수 있었고, 스스로 개선할 수 있는 동기를 얻었다고 했다. 정말 끊임없이 관찰하고 실천했기에 혈당 달력의 진가를 누구보다 잘 파악했던 것이다.

현재 엄○○ 님은 당화혈색소 4.8%를 유지하며 당뇨약 없이도 혈당을 안정적으로 관리하고 있다. 당뇨를 졸업했지만, 앞으로도 당뇨를 친구처럼 대하며 스스로 관리하겠다던 엄○○ 님은 당뇨 졸업 후 주변 사람들에게 당뇨 졸업에 대해 적극적으로 알리고 있다. 특히 자신의 이야기를 하나하나 모두 기록해 자료로 만들어 사내 보건관리실 간호사에게 전달했고, 당뇨 졸업에 대한 상담 사례로 활용되게끔 부탁했다고 한다. 엄OO 님은 당뇨를 졸업할 수 있다는 사실을 알고 있다는 것만으로도 큰 행운이라고 했다.

1) 당화혈색소 검사지

헤모글로빈 A1C	10.5	4.8 ~ 6	%
참고내용 헤모글로빈 A1C	임상적 의의: 당뇨병 환자의 치료경과 관찰. Hb A1C 농도는 최근 6~8주간의 종합적인 혈당 상태를 나타내며 운동이나 최근의 음식 섭취에도 영향을 받지 않기 때문에 혈당 조절을 평가하는데 추가적인 기준으로 이용 됩니다. 증가: 당뇨병, 신부전증, 알코올중독, 아스피린 대량투여, 연중독 등 감소: 용혈성빈혈, 약물에 의한 빈혈 등		

2024년 4월 26일

날짜	HbA1c
24.5.15	9.3%
24.6.15	7.0%
.7.13	5.6%
24.8.10	4.9%
.9.7	4.8%

2024년 9월 7일

2) 당화혈색소 그래프

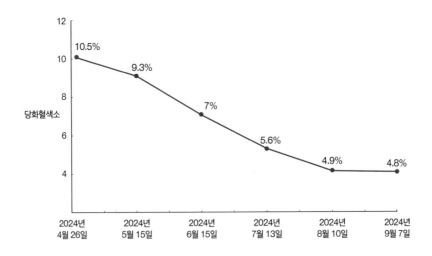

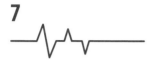

7

10년 된 당뇨를 6개월 만에 졸업

서울특별시 서대문구, 만 59세, 남, 황OO 님

치료 효과

당화혈색소	7.5% → 6%
당뇨약	2알 → 모두 단약 / 기타 양약 6알 모두 단약
체중 감량	89.3kg → 78.6kg
기타 증상	발 저림, 기력 저하, 수면 불량이 소실되었고, 간 수치 정상화, 인슐린 저항성이 개선되었다.

황OO 님은 2015년 5월에 당뇨 진단을 받고 지금껏 당뇨를 그저 관리의 대상으로 삼아 혈당 조절을 해오고 있었다. 술 역시 일주일에 2회, 소주 3병씩 마셨고, 간 수치가 높고 내장지방도 많은 상태였

다. 그러던 어느 날, 문득 양약만으로는 당뇨를 평생 관리해야만 할 것 같다는 생각에 마음이 답답해졌다.

당뇨를 근본적으로 졸업하고 싶어 한의학적 치료를 시도해야겠다며, 2024년 1월에 당봄한의원을 찾아온 황○○ 님은 당시 당화혈색소가 7.5%였고, 인슐린 저항성은 4.31로 높은 편이었다. 인슐린 분비는 잘 되는데 제대로 쓰이지 못하는 전형적인 2형 당뇨였다.

피로감이 심하고, 피부 가려움증이 있어 간 기능 저하 상태로 진단하고, 한약은 간 기능 회복에 집중하는 약재들로 구성했다. 당뇨가 거의 10년 된 상태이고, 당화혈색소도 7.5%에 당뇨약도 2알 복용 중이니 치료가 빠르지는 않을 거라고 말씀드렸다.

그러면서 당뇨가 오래된 만큼 생활 관리를 더욱 철저하게 해야 한다고 당부했다. 매일 공복혈당 달력을 작성하며, 공복혈당이 높거나 낮은 날 그 원인을 관찰하게끔 했고, 거꾸로 식사법과 맨발 걷기를 권했다. 그리고 간 기능 회복을 위해 철저한 금주를 강조했다.

그런데 우려와는 달리 한약 치료 단 6개월 만에 공복혈당은 100mg/dL 미만으로 유지되었고, 당화혈색소는 7.5%에서 6%로 낮아졌다. 당뇨약 2알도 모두 단약했으니 당뇨를 졸업한 상태였다. 음식과 운동 관리도 의료진이 권유한 대로 잘 따라준 덕분에 체중이 89.3kg에서 78.6kg로 10.7kg이나 감소했다. 한약 치료로 간 기능이 회복되자 처음 내원했을 때 간 수치 중 하나인 GGT가 77U/L

로 다소 높았는데 나중에는 40U/L로 낮아지고, 간 기능 이상의 대표 증상이었던 피로감도 없어졌으며, 피부 가려움증도 사라졌다. 그 외에도 발저림, 수면장애 등도 없어졌다.

또한 2형 당뇨의 원인인 인슐린 저항성 수치도 크게 개선되었다. 인슐린 저항성이 처음 내원 당시 4.31이었는데 한약 치료 6개월 후 당뇨 졸업한 다음에는 2.16까지 낮아졌다. 황○○ 님은 당뇨 졸업 후에도 건강한 생활 습관을 유지하며 혈당을 안정적으로 관리하고 있다. 마지막 진료하는 날에는 "당뇨는 단순히 약물로만 관리하는 병이 아니며, 꾸준한 노력과 생활 습관의 변화로 졸업할 수 있음 배웠습니다." 하고 말했다.

무엇보다 황○○ 님은 거의 10년 된 당뇨를 단 6개월 만에 졸업한 사례이기에 더욱 값지게 느껴진다. 당뇨를 진단받은 지 3년 이내, 적어도 5년 이내여야 당뇨 졸업 가능성이 큰 편인데, 당뇨가 10년이나 됐음에도, 그리고 당화혈색소 7.5%에 당뇨약 2알이나 복용 중이었음에도 6개월 만에 졸업한 사례라 더욱 귀감이 된다.

1) 당화혈색소 검사지

24. 1 .22	7.5%
24. 3 .29	5.9%
. 4.	대 5.6%
. 5. 2	5.8%
. 5. 16	
24 6. 13	5.9%
. 7 .27	6%
. 8 24	6%

2) 당화혈색소 그래프

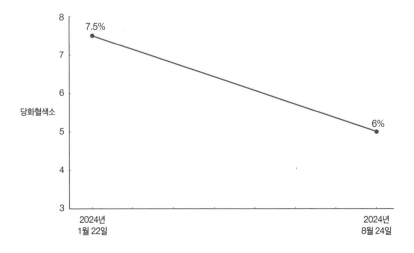

3) 인슐린 저항성 수치 그래프

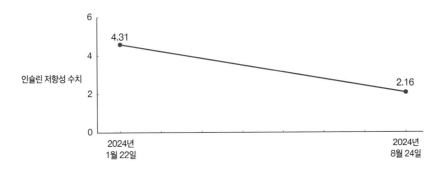

인슐린 저항성 수치

4.31

2.16

2024년
1월 22일

2024년
8월 24일

4) 간 수치 검사결과지

```
*** Exdia PT10 ***
검   사 : 2024/01/24 12:05PM
검사자 ID: admin
환   자 ID: D2283
카트리지  : Biochemistry 9
Lot No. : Q05AAWC1
일련번호   : PCLA0-A00194
App Version: 2.08.01
XML Version: 1.08.13
================================
분석항목   결과   참고범위   단위
--------------------------------
A GLU     166    70-110    mg/dl
A GGT      77     0-66     U/L
  ALT      45     0-45     U/L
  AST      31     0-40     U/L
  CREA    1.01   0.50-1.30 mg/dl
  CHOL    132   120-230    mg/dl
A TRIG    261    0-200     mg/dl
A HDL     107    40-75     mg/dl
  LDL       0     0-130    mg/dl
================================
인쇄날짜 : 2024/01/24
```

2024년 1월 24일

```
*** Exdia PT10 ***
검   사 : 2024/07/27 01:07PM
검사자 ID: admin
환   자 ID: D2283
카트리지  : Biochemistry 9
Lot No. : Q05ABX52
일련번호   : PCLA0-A00194
App Version: 2.08.03
XML Version: 1.08.15
================================
분석항목   결과   참고범위   단위
--------------------------------
A GLU     137    70-110    mg/dl
  GGT      40     0-66     U/L
  ALT      40     0-45     U/L
  AST      27     0-40     U/L
  CREA    0.83   0.50-1.30 mg/dl
  CHOL    172   120-230    mg/dl
  TRIG    166    0-200     mg/dl
A HDL     104    40-75     mg/dl
  LDL      35     0-130    mg/dl
================================
인쇄날짜 : 2024/07/27
```

2024년 7월 27일

간 기능 검사 항목인 GGT는 77U/L에서 40U/L로 낮아졌다.

8

⎯⎯⎯⎯⎯⎯⎯⎯⎯⎯⎯

소화 기능 개선을 통해
당화혈색소 7.1% → 5.8%

서울특별시 도봉구, 만 55세, 여, 강OO 님

치료 효과

당화혈색소	7.1% → 5.8%
당뇨약	1알 → 모두 단약
기타 증상	소화기 불편함과 피로감이 모두 소실되었다.

2023년 7월, 강OO 님은 피곤함과 뒷골이 당기는 증상으로 병원을 찾았다가 당화혈색소 7.1%, 공복혈당 148mg/dL로 당뇨 진단을 받았다. 병원에서는 2형 당뇨로 진단하며, 당뇨약 1알과 고지혈증 약을 처방했고, 평생 먹어야 한다는 당부를 했다. 강OO 님은 당뇨를 진단받은 것도 충격인데 평생 먹어야 한다니 아찔했다고 한다.

일단 처방을 받았으니 당뇨약을 복용했지만, 위가 쪼그라드는 듯한 느낌과 함께 약물에 의존하는 삶에 회의감을 느낀 강○○ 님은 지인의 추천으로 당봄한의원을 찾아왔다. 당뇨약을 먹는 것만으로는 해결되지 않을 것 같아 일단 복용하던 당뇨약은 중단하고, 근본적인 치료를 위해 내원했다.

한의학적 진단 결과, 간과 소화기의 기능이 유난히 저하된 상태였기에 이에 맞는 한약 치료를 하기로 했고, 특히 소화기가 약한 상태이니 그에 맞는 식이 방법을 알려드렸다. 바로 혈당지수가 낮은 음식 위주로 먹는 것보다 소화가 잘되는 한식 위주로 먹어야 하며, 식사 후에는 식초를 희석한 차를 마시게 했다. 그리고 소화 상태를 보며, 소화가 잘될 만큼만 먹을 것을 당부했다. 당뇨에 현미, 귀리와 같은 잡곡이나 견과류 등이 좋은 건 맞지만, 소화 기능이 좋지 않을 때 이러한 음식을 먹으면 오히려 소화력이 떨어져 소화기에서의 음식 대사가 제대로 이뤄지지 않아 결과적으로는 혈당이 잡히지 않기 때문이다. 강○○ 님은 이러한 식이요법과 더불어 맨발 걷기와 11시 전 취침을 생활화했다.

그 결과 8개월 만에 당화혈색소는 7.1%에서 5.8%로 낮아졌고, 공복혈당은 150mg/dL에서 100mg/dL 미만으로 안정되었으며, 처음에 호소했던 소화기 불편감이나 피로감 등도 모두 소실되었다.

맨발 걷기가 건강 회복에 많은 도움이 되었다고 회상했고, 특히 늦게 자던 습관을 바꾼 것이 혈당 조절에 큰 변화를 가져왔다고 했다. 그리고 무조건 당뇨에 좋다는 음식을 먹을 게 아니라 본인에게 맞는 음식을 먹는 게 중요함을 배웠다고 했다. 그리고 이 모든 게 혼자였다면 불가능했을 텐데 자기 몸 상태를 정확하게 진단하고 방법을 알려준 전문가의 도움이 있었기에 가능했다며 고마워했다. 하지만 최고의 의사는 환자 본인이기에 의료진은 단지 방향을 제시하고, 도움을 줬을 뿐이다.

1) 당화혈색소 검사지

당뇨 검사

관련검사명	임상참고치	총전결과	현재결과	낮은치	정상	높
공복시혈당	70~99mg/dl		146			
당화단백			*			
당화혈색소(HbA1c)	4.4~6.4%		7.1			
소　견	혈당과 HbA1c가 높아 당뇨병이 의심됩니다. HbA1c가 높은것은 지난 2~3개월간의 평균 미하고 6.5%이상인 경우 당뇨병으로 진단할 수 있습니다. 식이조절과 운동을 하시고 전문 조치를 받으십시오.					

2023년 7월 31일

날짜	HbA1c	insulin
23 · 9 · 8	6.3%	10.42
· 11 · 18	7.2%	
· 12 · 2	(6.2)%	
24 · 2 · 3	6.8%	
· 3 · 8	6.4%	
5 · 22	5.8%	

2024년 5월 22일

2) 당화혈색소 그래프

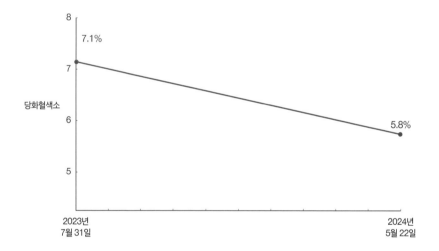

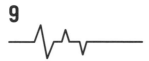

9

체중은 5kg 줄고,
당화혈색소 6.9%에서 시작한 치료

서울특별시 강동구, 만 61세, 여, 한OO 님

치료 효과

당화혈색소	6.9% → 5.8%
당뇨약	1알 → 모두 단약
체중	46kg → 50kg (체중이 늘었지만 당화혈색소는 낮아짐)
기타 증상	잠이 잘 오지 않고 수면 중 2~3회 깨는 증상이 해소되었다.

2020년 10월, 한OO 님은 이유 없이 2개월 만에 몸무게가 5kg이 빠지자 걱정되어 대학병원을 찾았다가 당화혈색소 6.9%로 당뇨 진단을 받았다. 그 뒤로 당뇨약을 한 알씩 복용하게 되었다.

당뇨 진단 후 첫 1년 동안 음식과 운동 관리를 열심히 했음에도 혈당은 안정되지 않았고, 체중은 계속 줄었다. 당시에는 무엇이 문제인지 알 수 없어 막막했다고 한다. 혈당이 잡히지 않아 음식, 운동 관리를 더 철저히 하니 야속하게도 혈당은 안 잡히고 체중만 더 줄었다. 수면도 좋지 않아 잠드는 데 1시간이 걸리고 자다가 2~3회 깨는데 그때마다 다시 잠드는 데 30분 정도 걸렸다. 혼자서는 도저히 관리가 안 되겠다 싶어서 인터넷을 검색했고, 당봄한의원을 알게 되어 한의학적 치료를 결심했다.

한의학적으로 진단하니 간 기능이 저하되어 있으면서 전체적으로 기력이 부족하여 저하된 간 기능과 부족한 기력을 보강하는 약재 위주로 처방했다. 한약을 먹으면서 컨디션이 많이 좋아졌고, 드디어 체중이 증가하고, 혈당도 안정되기 시작했다. 무엇보다 불면증이 해결되니 몸과 마음이 치유되는 것 같다고 했다.

그렇게 치료 효과가 쌓이더니 8개월 만에 당뇨약 한 알을 주치의 선생님과 상의하여 단약했고, 당화혈색소는 당뇨약을 단약했음에도 5.8%까지 낮아졌다. 체중은 46kg에서 50kg까지 4kg이 증가했는데, 체중 10kg 빼는 것보다 반대로 1kg 늘리는 게 더 어렵다는 것을 감안하면 체중이 크게 회복된 셈이었다.

한○○ 님은 당뇨약을 완전히 단약한 후에도 3개월마다 한의원에 내원해 모세혈관 검사를 비롯해 당화혈색소, 간 기능 검사, 소변 검사 등을 했다. 그리고 늘 당화혈색소가 6.5% 미만으로 나와 당뇨 졸업 상태를 꾸준히 유지했다. 마지막 한약 처방이 2021년 12월이었으니, 그 뒤로 2년 동안 정말 3개월마다 꼬박꼬박 내원해 주었다.

당뇨 졸업을 한 후로 꾸준히 내원하는 게 쉽지 않을 텐데 3개월마다 잊지 않고 내원해서 상담을 받았다. 더불어 졸업했다고 방심하지 않고, 꾸준히 관리하는 게 필요하다는 사실을 몸소 보여주었다.

한○○ 님은 이제 당뇨에 대한 두려움이 사라졌으며, 치료만큼 중요한 것은 긍정적인 마음가짐이라고 강조했다. 특히 체중이 자꾸 빠지고, 불면증이 있어 장부 기능이 좋지 않아 정말 졸업할 수 있을까 걱정됐는데 한약 치료의 도움으로 장부 기능 불균형을 치료할 수 있었다고 말했다. 음식, 운동 관리만으로 당뇨 졸업이 어려운 사람은 장부 기능에 이상이 있을 가능성이 커서 이런 경우에는 한약 치료를 병행하면 도움이 된다.

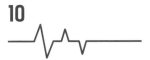

10

전형적인 마른당뇨의
당뇨 졸업

서울특별시 성북구, 만 68세, 여, 최○○ 님

치료 효과

당화혈색소	6.7% → 5.1%
당뇨약	1알 → 모두 단약
체중 증가	36.8kg → 39.7kg (체중이 늘었지만, 당화혈색소는 낮아짐)
야간뇨	2~3회 → 1~2회
기타 증상	소화불량이 소실되었다.

 2023년 8월에 당뇨를 진단받은 최○○ 님은 음식, 운동 관리를 할수록 체중은 빠지고, 혈당은 잡히지 않는 전형적인 마른당뇨 상태였다. 체력 저하로 감기가 2개월 동안 낫지 않아 폐렴으로 입원했

고, 면역력까지 저하되었다.

체중이 계속 줄고 힘이 없어지니 무척 불안해졌고, 무엇보다 체중을 늘리고 싶다는 마음이 컸기에 이대로는 안 되겠다는 생각에 당봄한의원을 찾아왔다.

내원 당시 당화혈색소는 6.7%였고, 소화기 기능이 너무 좋지 않았다. 소화력이 약하고 입맛도 없고, 더부룩한 증상이 있으면서 종종 체한다고 했다. 한의학에서는 소화기 기능이 좋지 않아 음식을 제대로 소화시키지 못하면 다른 치료보다도 소화 기능 회복을 우선 순위로 둔다. 소화기 기능이 회복된 뒤에야 다른 장부 치료를 이어 갈 수 있다고 보기 때문이다. 소화 기능이 좋지 않으면 음식을 아무리 많이 먹어도 제대로 영양분을 흡수할 수가 없기에 체중 증가를 위해서도, 그리고 당뇨 졸업을 위해서도 소화기 치료가 우선이어야 했다. 이에 최○○ 님의 한약 처방은 3개월 모두를 소화기 기능 회복에 집중했다.

그리고 식이요법도 혈당지수가 낮은 음식 위주가 아니라 소화기 기능 회복에 도움을 주는 음식 위주로 먹을 것을 강조했다. 우선 소화가 잘되는 한식 위주의 식단으로 체중 증가에 도움이 되도록 했고, 소화기 불편감을 유발하는 밀가루가 들어간 음식들은 제한했다. 소화기 기능 회복을 돕는 한약 치료와 이에 필요한 식이요법이 맞물려 3개월이 지나자 소화불량은 70% 이상 소실되어 삶의 질도 많이 향상되었다. 소화가 잘되니 몸이 점점 가벼워진다고 했다.

그리고 의도한 대로 체중은 조금씩 증가하기 시작했고, 혈당도 안정되어 갔다. 한약 복용 2개월 만에 당화혈색소가 6.7%에서 6.1%로 낮아지고, 1개월이 더 지나니 5.1%까지 낮아졌다. 처음에 복용하던 당뇨약 한 알을 단약한 채 5.1%가 된 것이니 완전한 당뇨 졸업 상태였다. 공복혈당은 90~140mg/dL 범위였는데 대부분 100mg/dL 미만이 되었고, 체중은 36.8kg에서 39.7kg까지 증가했다. 체중을 10kg 빼는 것보다 마른체형이 체중을 1kg 찌우는 게 더 어려운 일인데 3개월 만에 약 3kg을 회복했으니 정말 빠른 변화였다. 기력 보강에 도움을 주는 당뇨인 전용 공진단도 함께 복용했기에 더 빠른 변화가 있었다.

처음에는 한약을 먹으면 체중이 증가하는 데 도움이 된다고 해서 혹시나 혈당이 오르면 어쩌나 걱정했는데, 오히려 한약 치료 덕분에 혈당이 더 안정적으로 조절되었다며 기뻐했다.

똑같은 고혈당이라도 당뇨인마다 몸 상태가 다르기 때문에 치료도 달리해야 함을 다시 한번 깨닫게 해준 사례였다. 최○○ 님은 소화기 기능 집중 치료와 이에 맞는 식이요법으로 이제는 건강한 체중과 안정적인 혈당을 유지하는 중이다.

1) 당화혈색소 검사지

날짜	HbA1c	insulin	C-peptide
24.7.24	6.7Y.		1.16
.8.21	6.2Y.	.	
.9.23	6.1Y.		
.10.30	5.1Y.		

2) 당화혈색소 그래프

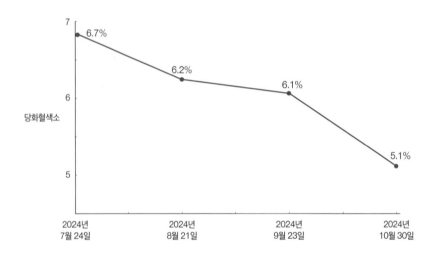

3) 체성분 분석지

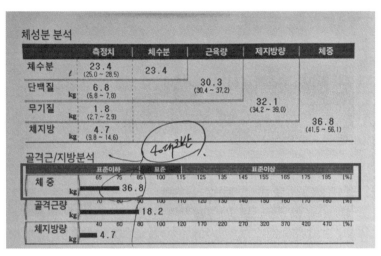

체성분 분석

	측정치	체수분	근육량	제지방량	체중
체수분 ℓ	23.4 (25.0 ~ 28.5)	23.4			
단백질 kg	6.8 (6.8 ~ 7.8)		30.3 (30.4 ~ 37.2)		
무기질 kg	1.8 (2.7 ~ 2.9)			32.1 (34.2 ~ 39.0)	
체지방 kg	4.7 (9.8 ~ 14.6)				36.8 (41.5 ~ 56.1)

골격근/지방분석

	표준이하	표준	표준이상
체 중 kg		36.8	
골격근량 kg		18.2	
체지방량 kg	4.7		

2024년 7월 24일

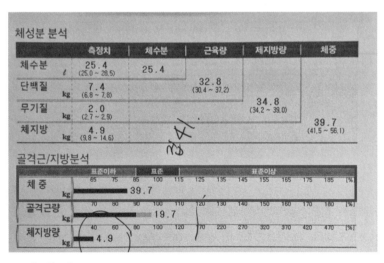

체성분 분석

	측정치	체수분	근육량	제지방량	체중
체수분 ℓ	25.4 (25.0 ~ 28.5)	25.4			
단백질 kg	7.4 (6.8 ~ 7.8)		32.8 (30.4 ~ 37.2)		
무기질 kg	2.0 (2.7 ~ 2.9)			34.8 (34.2 ~ 39.0)	
체지방 kg	4.9 (9.8 ~ 14.6)				39.7 (41.5 ~ 56.1)

골격근/지방분석

	표준이하	표준	표준이상
체 중 kg		39.7	
골격근량 kg		19.7	
체지방량 kg	4.9		

2024년 10월 30일

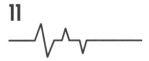

11

전 단계에서 벗어난 당뇨

서울특별시 강서구, 만 55세, 여, 김OO 님

치료 효과

당화혈색소	6.5% → 5.8%
체중 증가	46kg → 50kg (체중이 늘었지만, 당화혈색소는 낮아짐)
기타 증상	식후 더부룩한 소화장애와 수면장애가 해소되었다.

2022년 12월, 김OO 님은 병원에서 당화혈색소 6.0%로 당뇨 전
단계 진단을 받았다. 기존에 갑상선 기능 저하증도 앓고 있어 평생
관련 약물을 복용해야 했던 김OO 님은 당뇨만큼은 평생 약물을 복
용하지 않겠다는 생각에 2023년 2월, 당봄한의원을 찾았다. 그런
데 당봄한의원 진료 첫날, 당화혈색소를 검사해보니 당화혈색소가

6.5%로 오히려 높아져 있었다. 당뇨 전 단계인 줄 알았는데 이제는 당뇨라는 사실에 김OO 님은 마음이 복잡하다며, 평생 당뇨약을 먹기 싫고, 합병증 걱정에 시달리기 싫으니, 당뇨를 꼭 졸업하겠다고 다짐했다.

한의학적 진단 결과 김OO 님은 마른체형의 소음인이었고, 역류성 식도염과 소화불량으로 음식을 잘 먹지 못해 소화기 기능이 안 좋은 상태였다. 동시에 혈당 조절을 담당하는 간 기능도 저하된 상태였다. 약한 소화력과 간 기능을 주요 원인으로 지목하며, 관련 약재들로 구성된 한약을 처방했다.

치료 효과는 정말 빨랐는데, 단 4개월 만에 당화혈색소가 6.5%에서 5.8%로 낮아져 당뇨를 졸업할 수 있었고, 소화기 기능이 회복되어 식후 더부룩하고, 답답한 증상이 소실되었다. 특히 맨발 걷기를 꾸준히 한 결과 수면장애가 없어져 숙면할 수 있었다. 식사는 거꾸로 식사법을 유지했고, 운동은 필라테스와 라인댄스를 병행해 체력을 유지하고 인슐린 저항성을 개선했다.

김OO 님은 한약 치료 후 당화혈색소가 낮아진 것도 좋았지만, 특히 소화기 기능이 많이 개선된 것이 가장 기쁘다고 했다. 이전에는 소화가 안 되어 불편한 날이 많았는데, 지금은 너무 편안하고, 삶의 질이 좋아진 것이다. 또한 맨발 걷기를 하고 나면 몸이 개운해지고, 소화도 잘되며, 숙면에 도움이 되는 것이 느껴진다고 한다. 생활 습관이 얼마나 중요한지 몸소 깨닫게 되었다며, 당뇨 졸업 이후에도 꾸준히 실천하겠다고 했다.

극단적으로 음식 섭취량을 줄이고, 운동량을 늘려서 당뇨를 졸업했다면 졸업 이후에 유지하기가 어려웠을 텐데 지금의 맨발 걷기, 거꾸로 식사, 좋아하는 운동으로 하는 생활 관리는 앞으로도 쭉 실천할 수 있다며, 자신감을 보였다. 김○○ 님은 당화혈색소가 5.8%로 떨어진 후에도 2주에 한 번씩 한의원을 방문하며 꾸준히 관리하고 있다. 당뇨를 졸업했다고 방심하면 생활 관리가 소홀해질 수 있는데, 2주마다 진료를 받으니 생활 관리가 지속되고, 의료진의 도움을 받을 수 있어 마음도 든든하다고 했다.

김○○ 님의 당뇨 졸업 이야기는 마른당뇨인 또한 소화기 기능과 간 기능 회복을 통해 당뇨를 졸업할 수 있음을 보여준다. 그리고 꾸준히 실천할 수 있는 생활 습관의 힘으로 당뇨 졸업 상태를 지속하는 게 얼마나 중요한지를 다시 한번 상기시켜 준다.

1) 당화혈색소 검사지

23·2·11	6.5%	
·4·8	5.8%	
·6·17	5.8%	

2) 당화혈색소 그래프

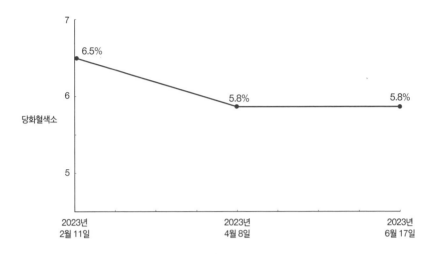

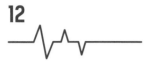

12

운동선수 출신에 매일 운동하는데
당뇨라니!

경기도 화성시, 만 62세, 남, 윤○○ 님

치료 효과

당화혈색소	6.4% → 5.8%
체중 증가	57.3kg → 60kg (체중이 늘었지만, 당화혈색소는 낮아짐)
기타 증상	수면이 안정되고(7시간 정도), 체력이 호전되었다.

2022년 6월, 윤○○ 님은 당화혈색소 6.4%로 당뇨 전 단계 진단을 받았지만, 약물에 의존하지 않고 관리하기 위해 노력했다. 운동선수 출신으로 건강을 자신했던 그에게 당뇨 전 단계 진단은 큰 충격이었다. 매일 스텝퍼, 실내 자전거를 1시간씩 하고, 식단 관리도 철저한 편인데 왜 이런 일이 생겼는지 답답했다. 당뇨 전 단계 진단

이후에 더욱 철저히 음식, 운동 관리를 했음에도 체중은 65kg에서 57.3kg까지 빠지고 기력도 없었지만, 정작 혈당은 잡히지 않아 너무 힘들었다고 회상했다.

윤OO 님이 아무리 음식, 운동 관리를 해도 혈당이 높을 수밖에 없었던 이유가 있었다. 20년간 잘 다니던 직장을 갑자기 그만두어야 했고, 그 뒤로 머리가 멍하고 가슴이 답답하고 꿈에 시달리느라 하루도 잠을 편히 잘 수 없었던 것이다. 평소에는 공복혈당이 110mg/dL 미만으로 잘 나오다가도 마음이 불편하거나 잠을 제대로 못 자면 공복혈당이 130mg/dL 이상으로 단숨에 높아지는 것을 보며, 음식, 운동 관리로는 제대로 된 혈당 관리가 어렵겠다고 생각했다. 당화혈색소는 6.4%였지만, 이대로 가다가는 당화혈색소가 더 높아질 것만 같았다.

윤OO 님은 스스로 관리가 어려워지자 2023년 4월, 당봄한의원을 찾았다. 인슐린 분비량을 알 수 있는 C-peptide 검사와 인슐린이 잘 사용되고 있는지 검사하는 인슐린 저항성 검사도 했고, 혈관 건강을 볼 수 있는 모세혈관 검사도 했다. 한의학적인 진료 결과 심장과 간에 화(火)가 많이 쌓인 상태였는데 그러다 보니 잠도 깊이 못 자고, 가슴이 답답하고, 가끔 멍해지고 두통이 오고, 얼굴에 열이 오르는 등의 증상이 있었다. 더불어 혈당도 잡히지 않았다. 이에 심장과 간에 쌓인 열을 꺼뜨리는 한약 처방이 필요한 상황이었다. 한약 치료를 통해 심장과 간의 열을 진정시키고, 스트레스와 수면 문제를 해결하자고 하니 큰 신뢰가 생긴다고 했다.

더불어 윤○○ 님에게 맞는 몇 가지 생활 관리법을 권했는데, 우선 혈액순환과 수면이 더 나아질 수 있도록 맨발 걷기를 권했고, 심장 기능이 약해 스트레스에 취약한 상태라 마음을 편안히 하여 스트레스를 조절할 수 있도록 했다. 음식, 운동은 원래 잘하고 있던 편이라 수면과 스트레스 관리에 집중할 수 있도록 권했다.

위와 같은 맞춤 한약 치료와 생활 관리를 병행한 끝에 윤○○ 님은 한약 복용 2주 만에 공복혈당이 110mg/dL 미만으로 떨어졌고, 마침내 한약 치료 6개월 만에 당뇨를 졸업할 수 있었다. 당화혈색소는 6.4%에서 6%를 거쳐 5.8%로 낮아졌고, 공복혈당은 110mg/dL 이하로 안정됐다. 더불어 체중은 57.3kg에서 60kg까지 증가했고, 평소 시달리던 불면도 완화되어 이제는 평균 7시간 정도 숙면을 취할 수 있었다. 그리고 이제는 기력도 생기고 피곤한 것도 없다고 했다. 음식과 운동만으로는 극복되지 않던 당뇨 전 단계가 한약 치료 후에 비로소 이렇게 안정되니 너무 기쁘고 신기해 했다. 또한 맨발 걷기를 매일 실천하니 몸과 마음이 편안해지면서, 수면 상태가 빠르게 안정되었다. 그러면서 혼자서 당뇨를 극복하는 게 참 어려운데 많은 당뇨인이 부디 한약 치료를 경험해 봤으면 좋겠다고 말했다.

현재 윤○○ 님은 당화혈색소 5.8%로 약물 없이 혈당을 안정적으로 관리하며 건강한 삶을 유지하고 있다. 이 사례는 운동선수 출신이라 음식, 운동에 자신 있던 사람도 당뇨가 생길 수 있으며, 단순히 음식과 운동을 열심히 하는 게 능사가 아닐 수 있음을 보여준다.

1) 당화혈색소 검사지

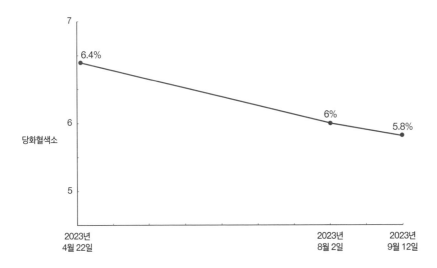

2) 당화혈색소 그래프

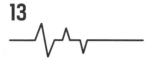

13

위암 수술 후 소화가 어려웠지만
당당히 당뇨를 졸업

경북 구미시, 만 57세, 남, 홍OO 님

치료 효과

당화혈색소	6.2% → 5.5%
체중 증가	59.3kg → 62kg (체중이 늘었지만, 당화혈색소는 낮아짐)
기타 증상	체력이 회복되었다.

　　경상북도 구미시에 사는 50대 남성 홍OO 님은 8년 전에 위암 수술로 위를 절반 정도 절제한 상태여서 소화가 어려운 환자였다. 소화가 잘 안 되니 자연스럽게 음식량도 전보다 적게 먹게 되었다. 그러던 중 2023년 6월, 건강검진을 했는데 당화혈색소 6.6%가 나와서 정말 깜짝 놀랐다. 소위 당뇨는 음식 관리를 잘 못하고, 많이 먹고,

비만해서 오는 거라고 알고 있었는데 위 절반 절제 후로 소식하며 살던 마른체형임에도 당뇨 진단을 받았으니 어안이 벙벙했다. 그 외에도 빈혈 수치가 낮았고, 역류성 식도염 증상에 체력 저하까지 있었다.

당뇨약을 처방받았지만 먹지 않았다고 하고, 대신 공복혈당, 식후혈당을 매일 측정하면서 4개월간 음식 관리로 체중을 67kg에서 61kg로 총 6kg 감량했다. 그 덕분인지 당화혈색소는 6.2%까지 낮아졌다. 그런데 더 이상 줄일 음식도 없고, 기력은 자꾸 떨어지며, 살은 자꾸만 빠져서 방법을 찾다가 마른당뇨는 비만당뇨와 다르기에 관리와 치료법을 달리해야 한다는 정보와 함께 당봄한의원을 알게 됐다고 한다. 다니던 기존 병원과 대부분 매스컴이나 유튜브에서는 음식을 줄이거나 식후 운동을 하라는 등의 음식 · 운동 · 체중 관리만 이야기하는데 마른당뇨는 다르니 다른 방법으로 접근해야 한다고 말하는 부분이 가장 와닿았다고 했다. 2023년 11월, 그렇게 홍○○ 님은 한의학적 치료를 시작했다.

실제 진료를 해보면 마른당뇨인은 소화 기능이 떨어져서 혈당이 안 잡히는 경우가 많다. 선천적으로 소화 기능이 약하거나, 홍○○ 님처럼 위를 부분 절제했다면 소화 기능이 더욱 저하된다. 그러면 당연히 음식이 들어왔을 때 대사를 제대로 해주지 못해 혈당이 높아지는 것이다. 그래서 소화기 기능을 높여줄 수 있는 한약재를 선별했다. 혈당을 직접적으로 조절해주는 기관은 간이니 간 기능을 높여주는 한약재도 함께 넣었다. 당뇨 초기라서 치료 효과가 빠른 편일 테니, 우선 3개월만 집중적으로 치료해 보자고 권유했다.

그러자 차차 불편했던 증상들이 없어지고, 컨디션이 좋아지면서 혈당이 잡히는 걸 느꼈는데, 원래 가지고 있던 빈혈이 정상화됐고, 소화기 기능이 좋아지면서 역류성 식도염 증상도 좋아졌다. 체중도 1개월에 1kg씩 증가해 처음 59.3kg에서 62kg으로 약 3kg 정도 쪘다. 결정적으로 당화혈색소는 한의원에 처음 왔을 때 6.2%였는데 한약 치료 3개월 후에는 5.5%까지 낮아져 당뇨를 졸업하게 되었다. 지금은 음식, 운동은 기본만 지키되 강박적으로 하지 않고, 체중도 다시 회복됐는데도 당화혈색소가 5.5%까지 낮아지니 즉, 체중이 증가했음에도 혈당이 낮아지니 한의학의 힘을 확실히 느꼈다고 한다.

홍○○ 님은 3개월 만에 당뇨를 당당하게 졸업했다. 위 절제로 소식할 수밖에 없었음에도 당뇨가 왔고, 그렇기에 뻔한 음식, 운동 관리 위주의 생활 관리가 먹히지 않던 사람이었다. 홍○○ 님의 사례를 통해 마른체형이기에 몸이 좋아지는 과정에서 오히려 체중은 늘었지만, 당화혈색소는 낮아진, 전형적인 마른당뇨인의 졸업 과정을 다시 한번 살펴볼 수 있었다.

1) 당화혈색소 검사지

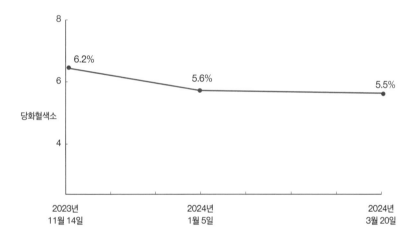

.11.14	6.2
24 1.5	타5.6%
24 3.20	타5.5%

2) 당화혈색소 그래프

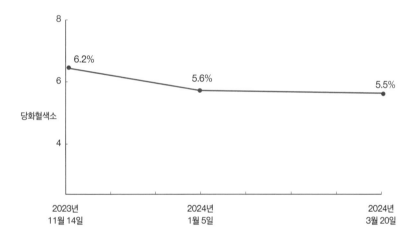

당화혈색소

6.2%
5.6%
5.5%

2023년
11월 14일

2024년
1월 5일

2024년
3월 20일

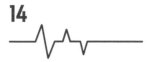

14

췌장은 지쳤지만
늘어난 인슐린 분비량

경남 창원시, 만 60세, 여, 윤OO 님(인슐린 투여 중)

치료 효과

인슐린 분비량	0.52ng/mL → 1.2ng/mL
기타 증상	두드러기와 발저림이 소실되었다.

　지금까지 혈당이 안 잡히는 분들, 당뇨 졸업을 목표로 오신 분들, 당뇨병성 말초신경증이 괴로워 내원한 분들 등을 한약으로 치료하다 보면 자연스럽게 인슐린 분비량도 같이 증가하는 경우가 있었다. 하지만 모든 환자가 그렇지는 않았기에 1형이나 1.5형에 해당하는 분들이 한약 치료 후 인슐린 분비량도 증가할 수 있냐고 물어봤을 때 '그런 경우가 있긴 하지만, 확답은 어렵다. 지켜보자.'라

고 답을 할 뿐이었다.

그런데 한약을 2년 넘게 복용하면서 피부 두드러기와 간지러운 증상, 당뇨병성 말초신경병증 등을 하나하나 치료하던 윤○○ 님이 '이제는 췌장의 인슐린 분비량이 부족한 것도 제대로 치료하고 싶다'라고 요청하여 지금까지는 없었던 새로운 처방을 찾게 됐었다. 그렇게 췌장의 인슐린 분비량을 늘려주는 약재 조합을 완성하게 되었다. 이 치료법은 양방에서도 이미 췌장이 지쳐서 인슐린 분비량이 줄면 어찌할 도리가 없다고 말하는 부분이지만, 한약 치료로 인슐린 분비량을 늘리는 획기적인 치료였다.

윤○○ 님은 인슐린 분비량이 0.52ng/mL, 0.48ng/mL, 0.32ng/mL 등으로 늘 0.6ng/mL 미만으로 나와 1형으로 분류할 정도로 췌장이 이미 지쳐 있었고, 인슐린 분비량도 매우 적은 상태였다. 당뇨가 2002년부터 시작됐으니 20년 넘는 유병 기간 동안 췌장이 이미 지쳤을 테고, 인슐린 주사도 맞고 있었기에 몸에서는 그만큼 덜 만들어 내는 기전도 작동했을 것이다. 놀라운 점은 인슐린 분비량이 늘 0.6ng/mL 미만이었는데 췌장의 인슐린 분비량을 높여주는 한약을 한 달 반 복용한 시점에 1.2ng/mL까지 늘었다. 윤○○ 님 또한 정말 신기하다며 연신 감탄했다.

1) 인슐린 분비량 그래프

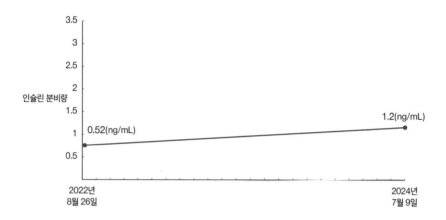

2) 인슐린 분비량 검사지

날짜	C-peptide
22.6.20	
.7.14	
.8.26	ⓔ 0.52
. .	
.10.22	
.12.2	

날짜	C-peptide
23.1.9	
.4.	ⓣ 0.6
.6.2	0.48
.8.19ⓣ	ⓔ0.2 0.5
.10.2	0.32
24.7.9	ⓣ 1.2

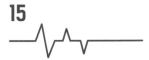

15

한약 처방으로 늘어난
인슐린 분비량

서울특별시 성북구, 만 57세, 여, 박OO 님(인슐린 투여 중)

치료 효과

인슐린 분비량	0.34ng/mL → 1.13ng/mL
기타 증상	불면증이 완화되고 손발 저림이 소실되었다.

박OO 님도 마찬가지였다. 인슐린 분비량이 0.34, 0.39, 0.4ng/
mL 등으로 늘 1ng/mL 미만으로 나오더니 한약을 1년 정도 복용하
자 0.77ng/mL까지 늘었다. 그때까지는 손발 저림, 불면증 등을 치
료해 오다가 증상들이 하나하나 소실되자 이제는 인슐린 분비량을
늘리는 치료를 받고 싶다고 했다. 그래서 앞서 윤OO 님 덕분에 찾
아낸 약재 조합으로 한약을 처방해서 드렸다. 그랬더니 마찬가지로

2개월 정도 복용한 시점에 인슐린 분비량이 1.13ng/mL까지 높아졌다. 1형 당뇨라는 생각에 늘 마음이 무거웠는데 이제 인슐린 분비량이 1ng/mL 이상으로 높아져 자신감이 생긴다며 행복해했다.

1) 인슐린 분비량 그래프

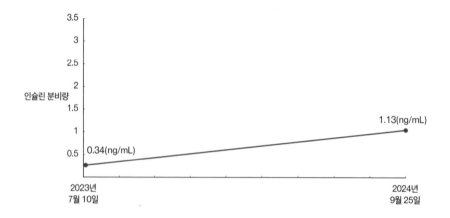

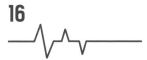

16

한약 처방과
인슐린 분비량의 변화

	나이 (만)	성별	거주지	BMI	당뇨 진단 받은 해(년도)	치료 전 C-peptide	치료 후 C-peptide
1	62	여	경기도	22.5	2024	0.84	1.53
2	52	남	서울특별시	18	2023	0.82	1.07
3	57	여	서울특별시	19.4	2023	0.99	1.19
4	73	여	서울특별시	18	2010	0.71	1.18
5	64	남	강원도	19.6	1994	0.79	1.23
6	55	여	서울특별시	15.8	2022	0.74	1.67
7	75	여	경기도	18.7	2009	0.91	1.37
8	66	여	제주도	22.5	2012	0.64	1.16
9	60	남	경상남도	17.1	2023	0.81	1.01

10	82	남	서울특별시	20.1	2016	0.88	1.36
11	42	남	충청남도	19.7	2010	0.87	1.2
12	62	여	경기도	17.7	2022	0.62	1.16

한약 치료 효과의 재현성은 많은 당뇨인을 대상으로 지속적으로 확인되고 있다. 대표적인 사례로 12명을 선정하여 표로 정리해 보았다. 평균 연령은 만 62세이며, 40대부터 80대까지 고르게 분포하였다. 또한 평균 BMI는 19.09kg/m²로, 정상 체형의 BMI 범위인 17~20kg/m²를 고려할 때, 인슐린 분비량이 낮은 사람들이 대개 정상 체형임을 알 수 있다. 즉, 저체중이 아니거나 비만하지 않은 정상 체형에서도 인슐린 분비량이 낮아질 수 있다.

당뇨 진단 연도 또한 흥미로운 결과를 보였다. 일반적으로 당뇨 기간이 길수록 췌장의 인슐린 분비량이 줄어든다고 알려졌지만, 당뇨 진단 받은 지 3년 미만인 환자가 6명으로 전체 12명 중 50%나 됐다. 이는 당뇨를 최근에 진단받았다고 해서 췌장 기능이 온전할 것이라고 단정할 수 없음을 보여준다.

인슐린 분비량의 변화를 살펴보면, 치료 전 C-peptide 수치(즉, 인슐린 분비량)가 모두 1ng/mL 미만이었으나, 한약 치료 후에는 1ng/mL 이상으로 증가한 것을 확인할 수 있다. 대부분 환자가 보통 해당 한약을 2~3개월 복용하니 인슐린 분비량이 정상 범위로 증가했다. 이는 이미 다른 처방의 한약 치료로 몸이 건강해지고 있었기 때문에 효과가 빨랐을 거라고 본다.

현재 췌장 기능을 개선하고 인슐린 분비량을 증가시키는 한약 처방에 대해 세포 및 동물 실험이 진행 중이며, 긍정적인 결과가 나오고 있다. 앞으로 더욱 명확한 연구 결과를 얻기 위해 꾸준히 준비하고 있다.

17

치료가 가능한 당뇨 발저림

당뇨인에게 빈번하게 발생하는 합병증 중 하나가 당뇨병성 말초신경병증, 즉 당뇨 발저림이다. 발이 저리고 시리며 화끈거리는 등의 증상이 나타나 일상생활에 불편을 초래한다. 특히 밤에 증상이 심해져 당뇨인의 수면을 방해하고, 이로써 혈당 조절이 더욱 어려워지는 악순환을 초래한다. 또한 당뇨 발저림은 적절한 치료 없이 방치하면 발 궤양이나 심하면 발 절단으로까지 이어질 수 있어 반드시 치료가 필요하다. 그러나 당뇨 발저림에 대한 효과적인 치료법이 없어 많은 환자가 고통을 참고 방치하는 실정이다.

하지만 한의학 치료를 적용한 결과, 88.6%의 환자들이 증상 개선을 경험하였다. 이러한 결과를 통해 당뇨 발저림은 한의학적 접근이 필요한 합병증임을 확인할 수 있다. 여기에서는 당뇨 발저림을 극복한 두 명의 실제 사례를 소개한다.

1) 고령에 극복한 당뇨 발저림

서울특별시 강서구, 만 71세, 남, 현OO 님

치료 효과

당화혈색소	8.6% → 7.7%
당뇨약 개수	2알 줄임
체중 증가	57.1kg → 60.8kg(체중이 늘었지만, 당화혈색소는 낮아짐)
발저림 증상	발 시림, 화끈거림이 완치되었고, 저리고 무딘 증상은 90% 호전되었다.
기타 증상	매일 2-3시간마다 깨는 증상이 하루 1-2회로 감소했고, 야간뇨 3회에서 1회로 개선되었다.

현OO 님은 71세 남성으로, 마른 체형이며 당뇨병성 말초신경병증을 앓고 있었다. 내원 당시 체중은 67kg, 당화혈색소 수치는 8.6%로 측정되었으며, 이는 목표 수치인 6.5% 미만에 미치지 못하는 상태였다. 혈당이 제대로 조절되지 않아 자칫하면 인슐린 투약이 필요한 상황이었다. 발 저림 증상이 심각하여 일상생활에 큰 불편을 겪고 있었으며, 자기 몸 상태가 정상이 아니라고 느끼고 있었다. 당뇨약을 2알 복용하고 있었음에도 혈당이 조절되지 않았고, 체

중이 점점 감소하였으며, 밤에는 2시간마다 잠에서 깨는 등의 수면 장애와 저림 증상이 동반되었다. 한의원에 당뇨 치료를 위해 내원하는 많은 환자가 호소하는 여러 불편한 증상을 현○○ 님 역시 복합적으로 겪는 상태였다.

현○○ 님은 당뇨병성 말초신경병증 증상이 십여 년 전부터 시작되어 오랜 기간 불편을 겪고 있었다. 손발이 항상 차가운 편이었으며, 24시간 내내 양발 앞쪽에 저린 느낌, 화끈거리는 느낌, 찌릿한 통증이 지속되었다. 또한 발바닥 감각이 무뎌져 있었고, 잠을 잘 때 이불에 발이 닿으면 심한 불편감을 느낄 정도로 증상이 악화된 상태였다. 저리고 찌릿한 통증성 증상뿐만 아니라 감각 저하까지 진행되어 말초신경병증이 심각한 수준이었다.

첫 내원 당시 간 기능 검사(ALT) 수치는 56IU/L으로 정상 범위를 초과하였으며, 신장 기능 검사인 크레아티닌 수치도 1.44로 높아 신장 건강이 우려되었다. 맥진 결과 기운이 전반적으로 부족한 상태였고, 특히 간과 신장 부위의 맥이 많이 허약하였다.

한의학적으로 현○○ 님의 전반적인 건강 상태를 평가한 결과, 체중을 증가시키면서 혈당을 안정화하고 말초신경병증을 완화하기 위해서는 간 기능 회복이 치료의 핵심으로 판단했다. 간은 근육에 영양을 공급하는 중요한 장기이기 때문에 간 기능이 저하되면 근육 이상이 발생하여 다양한 증상이 나타날 수 있다.

또한 혈액순환이 원활하지 않은 상태였는데, 특히 발끝과 같은 신체의 말단 부위로의 혈류 공급이 부족할 경우 말초신경병증이 악화될 수 있다. 이에 따라 현○○ 님에게는 간 기능 회복을 돕는 약재와 함께 혈액량을 늘리고 순환을 촉진하는 약재를 추가하여 한약을 처방하였다.

한약 치료 4개월 만에 10년 넘은 심각한 발저림을 극복

현○○ 님은 한약 치료를 총 4개월 동안 받았으며, 컨디션이 크게 개선되어 치료에 대한 만족도가 매우 높았다.

치료 종료 시점에는 말초신경병증 증상이 10~15% 정도만 남아 거의 느껴지지 않을 정도로 호전되었다. 디딜 때 아주 약간의 저린 느낌이 남아있었지만, 화끈거림이나 이불에 닿았을 때의 불쾌한 감각, 다리에 쥐가 나는 증상은 모두 사라졌다. 또한 발바닥의 감각 저하도 상당 부분 회복되어, 약간의 공간이 있는 듯한 느낌만 들 정도로 개선되었다.

당화혈색소는 치료 전 8.6%에서 7.7%로 감소하였으며, 주치의와의 상담 후 저녁에 복용하던 당뇨약을 줄였다. 체중 또한 57.1kg에서 60.8kg으로 증가하여, 혈당이 안정화되는 동시에 체중이 늘어나 환자 본인이 매우 만족스러워했다.

수면의 질 또한 크게 향상되었다. 치료 전에는 매일 밤 2시간마다 잠에서 깼으나, 치료 후에는 하루에 1~2회 정도만 깨는 수준으로 개선되었다. 또한 취침 중 소변을 보기 위해 3회 깨던 빈도도 1회로 감소하였다.

현○○ 님은 71세의 고령으로, 10년이 넘는 오랜 기간 말초신경병증을 앓아왔음에도 4개월의 치료를 통해 눈에 띄는 개선을 보인 사례로, 특히 기억에 남는 환자였다. 일반적으로 말초신경병증은 발생한 지 오래될수록, 그리고 환자의 나이가 많을수록 치료가 더 디고 어려운 경향이 있다. 그러나 현○○ 님의 경우 궤양이나 괴사로 진행되기 전에 한약 치료를 시작할 수 있었던 점이 큰 다행이었으며, 비교적 빠르게 호전된 점도 긍정적인 결과로 평가된다.

2) 일본에서 당뇨 발저림을 극복

일본 오키나와, 만 52세, 여, 백○○ 님

치료 효과

발저림 증상	발저림이 완치되었고, 발의 이물감도 대부분 호전되었다.

백○○ 님은 7~8년 전부터 발에 불편감을 느끼기 시작했으며, 최근 1~2년 사이에 증상이 점점 악화되었다. 양발이 저리고 찌릿하며 시린 증상이 나타났고, 밤에는 종아리에 쥐가 자주 나고 다리를 쭉 뻗으면 발이 뻣뻣하게 굳는 느낌이 들었다. 또한 발바닥에는 무언가

붙어있는 듯한 이물감이 있어 일상생활에 큰 불편을 겪고 있었다. 발에서 경험할 수 있는 대부분 불편한 증상을 모두 가지고 있었다.

당뇨병성 말초신경병증은 삶의 질을 심각하게 저하시킨다. 혈당은 높아도 당장 불편함이 없었는데, 발에 증상이 나타나면서부터 백○○ 님은 '제발 발만 편했으면 좋겠다'라는 생각이 간절했다고 한다. 그러던 중 인터넷 검색을 통해 당뇨병성 말초신경병증 치료가 가능하다는 사실을 알게 되었고, 완치를 바라는 마음으로 한의원에 연락을 주었다. 일본에 거주 중이지만 원격 비대면 진료가 가능하다는 사실에 큰 안도감을 느꼈다고 한다.

2주마다 전화 진료, 1개월마다 한약 발송, 4개월 만에 크게 호전

우선 한약 치료 1개월 만에 발에 전기가 오고 찌릿한 증상이 없어졌다. 당뇨병성 말초신경병증은 다른 당뇨병성 합병증에 비해 치료가 빠른 편인데, 여러 증상 중 저리고 찌릿한 통증성 증상들은 특히 빨리 잡히는 편이다. 반면, 발바닥에 뭔가 붙은 것 같은 감각 저하 증상은 비교적 천천히 낫고, 치료가 더딘 편인데 감각 저하 또한 한약 치료 1개월 만에 30% 정도 감소하는 것을 느꼈다고 한다. 처음에 발바닥 밑에 두 겹 정도가 깔린 느낌이었다면, 한 겹이 벗겨지는 느낌이 들었고 나중에는 이물감도 점점 미세해졌다. 백○○ 님은 총 4개월 동안 한약을 복용했는데 발의 저림, 통증, 시림 증상은 아예 사라졌고, 발바닥 밑에 뭔가 붙어있는 이물감만 10~20% 남아있다고 했다. 일본에 거주하셔서 한약은 1개월에 한 번 그때그때 증상에 맞춰서 해외 배송으로 보냈다.

한편, 백○○ 님은 생활 습관 관리에 어려움을 겪었다. 식탐이 많아 야식과 과식을 자주 하여 혈당 조절이 원활하지 않았지만, 그런데도 발 증상이 개선되었다. 그는 "생활 관리를 제대로 하지 못했음에도 발 증상이 좋아진 것은 한약 치료 덕분"이라며, 한약이 혈관 건강을 개선하여 증상이 호전된 것 같다고 말했다.

백○○ 님은 일본에 거주하면서 해외 발송 택배로 한약을 받았기 때문에 처음에는 비대면 진료에 대해 여러 가지 불안한 마음이 있었다. 그러나 2주마다 진행된 유선 상담을 통해 꾸준한 관리를 받으면서 신뢰가 쌓였고, 전화 진료에 대한 만족감을 표현하였다.

백○○ 님 외에도 해외에서 비대면 한약 치료를 받는 환자들이 점점 증가하고 있다. 현재 호주, 중국, 미국, 베트남, 인도네시아 등 세계 각지의 환자들이 한약 치료를 경험하고 있으며, 이들을 통해 한약의 효과가 글로벌하게 입증되고 있다.

누워서도 할 수 있는 '발끝치기'

발끝치기는 누운 상태에서 간단히 실천할 수 있는 운동으로, 당뇨인의 혈액순환 개선, 근육 활성화, 면역력 강화 등에 효과적이다. 양발을 움직이면서 부딪칠 때 열이 나는 운동으로 말초신경 기능을 활성화하고, 당뇨병성 합병증 예방에도 도움을 준다. 무엇보다 장소와 시간의 제약 없이 쉽게 실천할 수 있어 당뇨인의 건강 관리 방법으로 매우 적합하다. 보기에는 쉽지만, 막상 해보면 허벅지 근력이 없으면 힘든 운동이니 체력에 맞게 꾸준히 실천해 보자.

특히 저녁에 쉽게 잠들지 못하는 사람이 발끝치기를 20분 정도 하면 나도 모르게 스르르 잠이 든다고 하는 경우가 많다. 맨발 걷기와 발끝치기를 둘 다 열심히 하면 좋지만 시간 제약상 둘 중 하나만 해야 한다면 우선은 맨발 걷기를 권한다. 이때 무릎이 아파서 맨발 걷기를 1시간 이상씩 할 수 없는 분들에게 발끝치기를 주로 권하고 있다. 또 날씨가 좋지 않을 때 혹은 맨발 걷기를 할 장소가 마땅치 않을 때 대안으로 발끝치기를 권한다.

발끝치기 방법

1) 바닥에 등을 대고 눕는다.

2) 다리를 곧게 펴고 발뒤꿈치를 붙인다.

3) 양발의 엄지발가락을 좌우로 벌렸다가 모으는 동작을 반복한다. 이때 자동차의 와이퍼처럼 새끼발가락이 바닥에 닿을 듯 멀어졌다가 다시 발날을 부딪치며 모으면 된다.

4) 자신의 체력에 맞는 속도로 진행하며, 하루 15~20분씩 실천한다. 쉬지 않고 하면 좋지만 힘들다면 중간중간 10~30초씩 쉬어도 좋다.

발끝치기의 주요 효과

1) 혈액순환 개선 : 발끝치기는 다리 근육을 자극해 혈액의 흐름을 원활하게 한다. 혈액순환이 개선되면 손상된 모세혈관 회복에 도움이 되고, 당뇨병성 합병증 예방에 효과적이다.

2) 부종 완화 : 발끝치기는 하체의 정맥 순환을 촉진하여 발과 다리의 부종을 줄이는 데 도움을 준다. 당뇨로 인해 다리가 붓거나 무거운 증상이 있는 경우도 유용하다.

3) 근육 활성화 : 발끝치기를 통해 하체 근육이 활성화되니 포도당 사용이 증가해 혈당 조절에 도움이 된다. 이는 인슐린 민감도를 높이는 데도 도움을 준다.

4) 말초신경 기능 회복 : 당뇨로 인한 말초신경 손상 증상 완화에 도움을 준다. 발끝치기를 통해 발바닥의 감각을 자극하면 신경 기능 개선을 기대할 수 있다.

5) 면역력 강화 : 발끝치기를 꾸준히 실천하면 혈액순환과 체온 상승으로 인해 면역력이 강화된다. 이는 감염 위험이 높은 당뇨인에게 매우 중요한 점이다.

발끝치기를 할 때 주의할 점

• 과도한 운동으로 인한 근육 경련을 피하기 위해 천천히 시작한다.

• 발날을 부딪칠 때 아프다면 부딪치지 않게끔 양발 간격을 벌려서 해보자. 부딪치는 게 열을 내주어 체온 상승에 도움이 되지만 아프다면 안 부딪치는 게 낫다.

발끝치기는 당뇨인의 혈액순환 개선, 신경 기능 활성화, 면역력 강화에 도움이 되는 간단하고 효과적인 운동이다. 최소 하루 20분 이상씩 꾸준히 실천하면 당뇨병성 합병증 예방과 건강 개선에 도움을 준다.

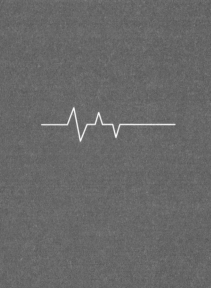

5장

당뇨 졸업을 위한 생활 습관

당뇨 졸업을 위해 가장 적극적으로 실천해야 하는 것은 생활 습관 개선이다. 생활 속에서 쉽게 실천할 수 있는 간단한 방법만으로도 건강을 되찾을 수 있다. 자신의 혈당을 관리할 수 있는 공복혈당 달력 쓰기와 먹는 순서만으로도 혈당을 잡을 수 있는 거꾸로 식사법, 맨발 걷기의 놀라운 효과 등을 자세히 알아보자. 그밖에도 저녁 공복 시간을 지키는 방법과 한식 위주의 식사와 근력 운동의 중요성 등 당뇨인이라면 알아야 할 중요한 생활 습관 정보를 살펴본다.

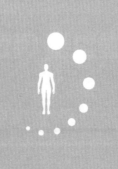

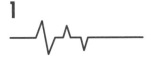

1

공복혈당 달력으로 자신만의
혈당 습관 만들기

당뇨의 큰 특징 중 하나는 개인마다 혈당을 상승시키는 요인이 다르다는 점이다. 같은 음식을 섭취하더라도 어떤 사람에게는 혈당이 상승하고, 다른 사람에게는 별다른 영향을 미치지 않을 수 있다. 이처럼 혈당 상승을 유발하는 다양한 생활 습관 가운데 자신에게 영향을 미치는 요인을 정확히 파악하는 것이 중요하다. 이를 위해 공복혈당 달력을 활용해보자. 공복혈당 달력은 복잡한 혈당 조절 과정에서 나의 혈당에 영향을 미치는 생활 습관을 체계적으로 분석할 수 있도록 도와준다.

특히 30일 동안 꾸준히 작성해보면, 혈당 상승에 영향을 미치는 습관을 정확하게 찾아내고, 이를 수정하는 데 효과적이다. 또한 자

공복혈당 달력 작성 예시

신의 혈당 패턴을 명확히 파악하고, 생활 습관을 개선하여 혈당을 안정적으로 관리할 수 있다.

환자 중 한 분은 일주일에 세 차례 고강도 운동인 크로스핏을 꾸준히 해왔다. 이 환자는 직장에서 퇴근 후 운동하고, 밤 8시경 귀가하여 간단히 샐러드나 닭가슴살을 섭취한 후 취침하는 생활을 유지하고 있었다. 얼핏 보면 규칙적인 운동과 가벼운 저녁 식사로 인해 혈당이 낮아질 것 같았지만, 실제로 공복혈당은 120mg/dL 수준을 유지했다.

그러던 중 저녁 식사를 평소보다 일찍 마친 날, 공복혈당이

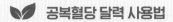

공복혈당 달력 사용법

1) 기상 후 30분 이내에 측정하기(기상 후가 가장 객관적인 공복혈당)
2) 달력에 혈당을 적기
3) 수치를 보고 혈당이 높고 낮은 이유를 찾아 간략히 기록하기

100mg/dL로 낮아진 것을 발견했다. 이를 계기로 공복혈당 달력을 작성하며 저녁 식사 시간을 앞당기는 실험을 진행했다. 결국 저녁을 회사 식당에서 미리 해결한 후 퇴근하고 운동하는 방식으로 변경하였다. 그 결과 4주 만에 체지방과 내장지방이 감소하였으며, 공복혈당도 100mg/dL 수준으로 10~20mg/dL 정도 낮아졌다.

또 다른 사례에서는 공복혈당 달력을 통해 수면의 중요성을 파악한 환자가 있었다. 이 환자는 평소 새벽 1시경에 잠자리에 들면 공복혈당이 130~140mg/dL 수준이었으나, 저녁 11시 이전에 취침했을 때는 110mg/dL로 낮아지는 경향을 발견했다. 이후 그는 되도록 일찍 잠자리에 들기 위해 노력하였고, 일정한 공복혈당 수치를 유지할 수 있었다. 이 환자는 공복혈당 달력을 작성하기 전까지는 수면의 중요성을 막연히 인식하고 있었지만, 공복혈당 달력을 작성한 뒤에야 실질적인 혈당 관리를 위해서는 음식보다도 수면이 더 중요한 요인임을 깨닫게 되었다.

이처럼 공복혈당 달력을 활용하면 자신에게 맞는 혈당을 낮추는 최적의 생활 습관을 정확히 파악할 수 있다. 이러한 이유로 나는 모든 환자에게 공복혈당 달력 작성을 권장하며, 이를 기반으로 개별 맞춤형 당뇨 관리 방법을 찾아가고 있다.

공복혈당 달력을 통해 자신의 생활 패턴을 정확히 파악하고 실천하는 것은 혈당 관리뿐만 아니라 당뇨 극복(당뇨 졸업)의 중요한 첫걸음이다. 여러분도 지금 탁상 달력을 준비하여 공복혈당 기록을 시작해보자. 내일부터 30일 동안, 아니 2주 동안만이라도 공복혈당을 기록해보면 자신만의 생활 패턴을 확립할 수 있을 것이다.

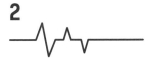

간단하면서도 효과적인 혈당 관리
'거꾸로 식사법'

당뇨인들이 가장 신경 쓰는 부분은 음식 관리법이다. 지금부터 당뇨인을 위한 거꾸로 식사법을 소개한다. 많이 알려진 방법 중 하나가 천천히 꼭꼭 씹어 먹는 것인데, 이는 혈당이 급격히 상승하는 것을 예방하는 데 도움이 된다. 그러나 이와 함께 실천할 수 있는 또 다른 효과적인 방법이 바로 거꾸로 식사법이다.

거꾸로 식사법의 핵심은 식사 순서를 바꾸는 것이다. 일반적으로 우리는 식사할 때 밥을 먼저 먹고, 그 후에 반찬을 섭취한다. 그러나 거꾸로 식사법에서는 채소를 가장 먼저 섭취하고, 그다음 고기와 같은 단백질 반찬, 마지막으로 밥과 같은 탄수화물을 먹는다. 이런 식사 순서를 따르면, 혈당 상승을 효과적으로 억제할 수 있고 인슐린 저항성 개선에도 도움이 된다. 또한 섬유질과 단백질을 먼저 먹기 때문에 포만감이 증가하여 자연스럽게 음식 섭취량이 감소하는 효과도 기대할 수 있다. 거꾸로 식사법의 장점을 구체적으로 알아보자.

첫째, 거꾸로 식사법은 혈당 관리와 당뇨 극복에 효과적이다. 채소를 먼저 섭취하면 섬유질이 장에 빠르게 도달하고, 혈당을 급격히 상승시키는 탄수화물은 가장 나중에 소화되기 때문에 혈당 상승이 완만해지고 인슐린 분비도 줄어든다. 거꾸로 식사법을 효과적으로 실천하려면 식사 시간을 15분 이상 충분히 확보하는 것이 좋다. 그러면 포만감을 증가시켜 전체적인 음식 섭취량을 줄일 수 있기 때문이다.

둘째, 섬유질을 먼저 섭취하는 이 방법은 장내 유익균 활성화에 도움을 준다. 장내 유익균이 증가함으로써 장 건강이 개선되고, 변비 예방에도 효과적이다. 연구에 따르면, 거꾸로 식사법을 실천하면 장내 유익균 활성화로 전신 염증이 완화되는 효과가 있는 것으로 밝혀졌다. 전신 염증은 당뇨뿐만 아니라 여러 만성 질환과 밀접한 관련이 있다.

거꾸로 식사의 효과는 여러 연구에서도 입증되었다. 'BMJ Open Diabetes Research&Care'에 발표된 연구에 따르면, 채소와 단백질을 먼저 섭취할 경우 식후 혈당이 20~30% 낮아지고, 인슐린이 점진적으로 분비되어 혈당 변동이 감소하며 혈당 스파이크를 예방하는 데 도움이 된다. 또한, 거꾸로 식사는 포만감을 오래 지속시켜 체중 관리에도 긍정적인 영향을 준다. 연구에서는 섬유질이 풍부한 음식을 먼저 섭취할 경우, 식사 후 포만감이 20% 이상 증가하여 과식을 방지하고 체중 감소에 도움을 주는 것으로 나타났다.

음식 섭취 순서만 바꿔도 혈당 조절, 장 건강 개선, 염증 완화, 체중 감소 등 다양한 건강상의 이점을 얻을 수 있다. 당뇨를 극복하고 혈당 관리를 효과적으로 하고 싶은 사람이라면, 거꾸로 식사법을 반드시 실천해 보자.

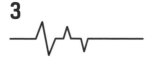

3
혈당 스파이크를 없애는
음식 세 가지

혈당 스파이크는 식사 후 혈당이 갑자기 급상승했다가 급격히 떨어지는 현상을 의미한다. 혈당은 정상 범위 내에서 완만하게 변동해야 하지만, 급격한 상승과 하락이 반복될 경우 췌장의 베타세포가 손상되고, 췌장의 노화를 촉진하며, 혈관 손상을 유발한다. 이에 따라 심혈관 질환 및 다양한 만성 질환이 발생할 위험이 커진다.

최근 방송을 통해 혈당 스파이크의 위험성이 여러 차례 보도되면서 많은 사람이 관심을 보이기 시작했다. 그렇다면 어떤 음식이 혈당 스파이크를 예방할 수 있는지 살펴보자.

혈당 스파이크를 방지하는 음식들의 공통점은 모두 단백질이 풍부하다는 점이다. 단백질을 먹고 탄수화물을 그 뒤에 먹으면 같은 양의 음식을 먹어도 혈당이 더 적게 오른다. 탄수화물은 먹은 에너지가 다 혈당으로 가는데 단백질이나 지방은 일부만 혈당을 높인다. 물론 채소와 같은 식이섬유도 혈당이 빨리 오르지 않게 하니, 앞에서 설명한 거꾸로 식사법도 혈당 스파이크를 막는 좋은 방법이다.

혈당 스파이크를 막는 첫 번째 음식은 구운 달걀이다. 구운 달걀은 탄수화물 함량이 낮고 단백질이 풍부하며 포만감을 주는 식품이다. 식사 전에 한두 알을 섭취하면 포만감이 증가하여 과식을 방지하고, 혈당 상승을 억제하는 데 도움을 준다.

특히 달걀노른자에 함유된 건강한 불포화지방은 혈당 조절에 긍정적인 영향을 미친다. 불포화지방은 포만감을 오래 지속시키고 혈당 상승을 완만하게 조절하는 효과가 있다.

또한 구운 달걀은 기름이나 염분을 추가하지 않고 조리하기 때문에 혈당 스파이크 예방에 더욱 효과적이다. 시중에서 판매되는 구운 달걀을 구입해 매일 식사 전에 한두 알씩 섭취하면 쉽고 간편하게 혈당 조절을 실천할 수 있다.

두 번째 음식은 두부이다. 두부는 단백질 흡수율이 90% 이상으로 단백질이 필요한 당뇨인에게 아주 좋은 식품이다. 부드럽고 소화가 잘되어서 위장이 약한 사람도 먹기 편하고, 식전에 먹으면 마찬가지로 혈당 상승을 억제한다. 매번 식전에 두부를 조리해서 먹기는 힘드니, 두부를 뜯어서 바로 먹을 수 있게 팩처럼 만들어 놓은 제품들을 구입해 식전에 한 팩씩 먹는 것을 추천한다.

세 번째 음식은 닭가슴살이다. 닭가슴살은 맛없고 퍽퍽하지만, 요즘에는 맛있는 닭가슴살 제품들이 많이 나왔다. 맛도 다양하고 하나씩 소포장 되어 있어 조리 없이 먹을 수 있는 상품들도 있다. 식사 전에 이런 닭가슴살을 하나씩 먹으면 혈당 스파이크 방지에 도움이 된다.

대부분 환자는 당뇨에 좋은 음식에 대한 지식은 충분하지만, 이를 꾸준히 준비하고 섭취하는 게 쉽지 않다고 한다. 특히 직장인들은 바쁜 일상에서 당뇨식을 유지하는 것이 거의 불가능하다고 느낀다. 그래서 혈당 스파이크를 막고 혈당 관리를 편하게 도와줄 수 있는 식품들을 소개했다. 이런 시판 제품들을 잘 활용해서 편하게, 시간을 적게 들이고 혈당 관리를 해보길 바란다. 이 식품들을 간식처럼 먹어도 좋다. 단백질은 근육 생성을 도와서 장기적으로 혈당을 낮추는 효과도 있으니 잘 챙겨 먹으며 당뇨를 극복하자.

4

저녁 공복 시간 유지는
당뇨인의 필수 법칙

당뇨인들이 저녁 식사 후 최소 3~4시간 공복 상태를 유지하고
수면에 드는 것은 혈당 조절을 최적화하는 데 중요한 역할을 한다.
이처럼 공복 시간을 유지했을 때 얻을 수 있는 장점을 살펴보자.

첫째, 저녁 식사 후 공복 상태를 유지하는 것은 수면 중 혈당 수
치를 안정시킨다. 저녁 식사 후 곧바로 취침하면 수면 중 혈당이 지
나치게 높거나 변동성이 커지는 원인이 될 수 있다. 실제 당뇨 진료
를 해보면 저녁 식사를 일찍 끝낼수록 아침 혈당 수치가 더 안정적
으로 유지되는 것을 대부분 당뇨인을 통해 확인할 수 있었다. 특히
늦은 시간에 식사를 하면 혈당이 높은 상태로 잠들게 되어, 아침 혈
당 수치가 높아지는 경향이 있다.

또한, 저녁에 긴 공복 시간을 두는 것은 신체의 자연스러운 일주기 리듬과 대사 작용을 돕는다. 신체는 저녁 시간에 에너지를 저장하려고 하며, 저녁 늦게 음식을 섭취하면 이를 충분히 소화하거나 연소시키지 못한 채 지방으로 축적된다. 그러니 저녁 6시 이후에 식사를 하면 지방 연소율이 낮아지고, 혈당 피크는 더 크게 나타나며, 이는 체중 증가와 혈당 조절 악화의 원인이 될 수 있다.

마지막으로, 공복 시간을 갖는 것은 간에서 당 방출을 조절하여 식후 고혈당 위험을 줄이는 데 효과적이다. 저녁 식후 3시간 이상 공복 상태가 유지되면 간의 당 방출이 줄어들어 혈당이 안정되며, 이는 다음날 혈당 조절에 유리한 조건을 만들어준다. 이러한 결과는 공복 시간이 식후 혈당 조절뿐만 아니라 장기적인 대사 건강에도 중요한 역할을 할 수 있음을 알려준다. 이처럼 저녁 식사 후 최소 3~4시간 공복 시간을 갖는 것은 당뇨인에게 필수적인 혈당 조절 전략이다.

만약 혈당이 안 잡힌다면, 취침 전 공복 상태를 유지

완전히 소화가 된 상태에서 잠을 자야 혈당이 잘 낮아지고 인슐린 저항성도 낮아진다. 이렇게 하려면 자기 전 최소 3시간은 아무것도 먹지 않아야 한다. 최소 3시간이라고 했지만, 가능하면 4시간, 5

시간 공복을 유지하면 더 좋다.

현재 한의원에서 치료 중인 한 환자는 공복 취침을 잘 지킨 날과 잘 지키지 않은 날의 공복혈당이 20mg/dL 정도 차이가 난다. 공복 취침을 최대한 지키고, 부득이하게 식사가 늦는 날은 식사량을 줄이는 방법으로 관리했다. 3개월가량 노력한 결과 혈당이 꾸준히 낮아져 얼마 전 당뇨약을 단약했다.

당뇨에는 그 어떤 생활 관리보다도 취침 전 공복 상태를 유지하는 것이 가장 중요하다고 생각한다. 그런데 만약 꾸준히 저녁 식사 후 공복 시간을 3~4시간 유지하고 잠을 자도 혈당이 안 잡힌다면 인슐린 저항성 개선이 필요한 상태이다. 공복 시간 실천에도 혈당이 잘 개선되지 않는 사람은 간 기능이 저하된 경우가 많았다. 그러니 간 기능 개선을 통해 인슐린 저항성을 낮추는 치료를 받아야 한다.

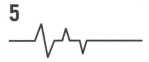

5

음식을 줄이기보다
한식 위주의 식사하기

　흔히 당뇨인들은 한식이 혈당 조절에 도움이 안 된다고 생각한다. 밥을 먹으면 혈당이 오르니 그러한 오해가 더 깊은 것 같다. 그래서 저탄수화물식이라든지, 아예 탄수화물을 먹지 않는 케톤식이나 지중해식단과 같은 특정 식단에 관심을 갖는다. 하지만 이러한 오해와 달리 한식은 혈당 조절에 도움이 되고, 인슐린 저항성을 개선하여 당뇨 극복을 돕는다.

　특히 대한당뇨병학회에서 권장하는 당뇨 식단은 탄수화물 50-60%, 단백질과 지방은 각각 20% 비율인데 이러한 비율은 한식과 잘 부합한다. 한식의 구성 요소가 이 비율을 효과적으로 충족할 수 있는 특성을 가지고 있다. 한식은 잡곡밥을 기본으로 하여 적절한 탄수화물을 제공하고, 나물과 채소 반찬은 고섬유질과 저지방 특성을 가지며 혈당 상승을 완화한다. 또한, 김치와 같은 발효 식품은 프로바이오틱스가 풍부해 장 건강에 도움을 주며, 생선, 두부, 고기 반찬은 건강한 단백질을 제공한다.

1) 당뇨인에게 필요한 한식의 장점

첫째, 한식은 당뇨인의 혈당 조절에 도움이 된다. 한국 전통 식단의 주요 특징은 채소와 저지방 단백질, 발효 식품을 중심으로 한 균형 잡힌 식단이다. 이 식단은 특히 탄수화물과 지방의 섭취를 조절하면서도 고섬유질과 영양소가 풍부해 혈당 변동을 최소화하고 인슐린 민감성을 개선하는 효과가 있다.

둘째, 한식의 기본 요소 중 하나인 발효 음식은 장내 건강을 개선하고 혈당 조절에 유익한 영향을 미친다. 김치와 된장 같은 발효 식품은 풍부한 프로바이오틱스를 포함하고 있어 장내 미생물 환경을 개선해 염증을 줄이고, 이는 당뇨병 관리에 중요한 역할을 한다. 특히 김치는 혈당을 낮추고 인슐린 저항성을 개선하는 데 도움을 주며, 당뇨인의 혈당 관리에 유리하다고 알려져 있다.

셋째, 한국 전통 식단은 다양한 채소가 포함되어 있어 체중 조절과 혈당 변동 억제에 유리하다. 한식에서 섭취하는 다양한 채소와 저지방 단백질은 혈당을 천천히 상승시키며, 특히 통곡물로 만드는 잡곡밥이나 섬유질이 많은 반찬은 혈당 조절에 긍정적인 영향을 미친다. 각종 나물 반찬, 김치, 겉절이, 쌈 등의 다양한 채소는 혈당지수가 낮아 식후 혈당이 급격히 오르는 것을 방지한다.

넷째, 한식은 대체로 가공식품 섭취가 적어 당뇨인의 혈당 조절에 유리하다. 대부분 한식은 자연 재료를 활용해 신선하게 조리되며, 식품의 영양소와 섬유질을 최대한 보존한다. 이러한 특성은 가공식품에 비해 혈당 조절에 도움이 되며, 장기적으로 심혈관 질환 예방에도 기여한다.

이러한 이유로 한식의 식사 구성은 영양소 균형을 강조해 전체적인 건강에 이롭다. 실제 여러 연구에서 한식이 인슐린 저항성과 혈중 콜레스테롤을 개선하며, 특히 당뇨인의 대사 건강을 지지하는 것으로 나타났다. 다른 식이를 일부러 찾지 말고, 우리에게 익숙한 한식을 지혜롭게 활용하자.

2) 당뇨인을 위한 한식 활용법

한식의 장점을 더욱 높일 수 있는 한식 활용법 몇 가지를 살펴보자. 당뇨인들이 한식을 현명하게 활용하여 혈당 조절과 인슐린 저항성을 개선할 수 있는 몇 가지 특별한 방법을 소개한다. 일반적인 한식 구성 요소를 적절히 배치하고 특정 조리법을 활용하여 혈당 변동을 줄이는 방법이다.

탄수화물의 배치와 비율 조절

한식에서 탄수화물의 주요 공급원은 쌀밥이다. 대부분 밥이 혈당을 빠르게 올릴 것을 우려하지만, 혈당 반응을 최소화하기 위해 현미 등 잡곡을 추가하는 방법을 사용한다. 현미 등 잡곡은 섬유질이 풍부해 소화 속도를 늦추고 혈당을 안정적으로 유지하는 데 도움을 준다. 예를 들어, 잡곡의 비율을 50% 이상으로 늘리면 식후 혈당 상승을 억제할 수 있다. 다만 소화 기능이 약한 사람은 소화에 부담을 주는 현미 등 잡곡이 오히려 혈당을 올릴 수 있기에 주의가 필요하다. 이런 사람은 약한 소화 기능을 먼저 치료하길 추천한다.

'거꾸로 식사법' 활용

일반적인 식사 순서를 반대로 하여 섬유질과 단백질을 먼저 섭취하는 '거꾸로 식사' 방식은 한식에서도 응용될 수 있다. 먼저 채소 반찬이나 된장국, 김치 등을 먹고 나서 밥을 먹으면 혈당이 천천히 오른다. 이렇게 섬유질과 단백질을 먼저 섭취하면 혈당이 급격히 상승하는 것을 예방하고 인슐린 저항성을 낮추는 데 효과적이다.

김치와 발효 음식 활용

한식의 대표적인 발효 식품인 김치는 유산균이 풍부해 장내 환경을 개선하여 염증을 줄이고, 혈당 변동성을 완화하는 데 도움을 준다. 장 건강이 개선되면 인슐린 감수성이 높아져 혈당 조절이 쉬워진다. 또한, 된장이나 청국장 같은 다른 발효 식품도 혈당 안정화에 도움이 되며, 발효 과정에서 생성되는 특정 물질들이 항염증 효과를 제공해 대사 건강을 향상시킨다.

조미료와 간 조절하기

한식에서는 자주 사용되는 조미료인 고추장, 된장, 간장을 조절하여 혈당에 미치는 영향을 줄일 수 있다. 예를 들어, 고추장에 설탕이나 전분이 많이 첨가된 경우 혈당을 올릴 수 있으므로, 무가당 제품을 사용하거나 적은 양으로 맛을 내는 방식으로 조절하는 것이 좋다. 또한, 소금의 섭취를 줄이면 혈압과 심혈관 건강에도 이로우며, 이는 장기적으로 당뇨 관리를 돕는다.

생선과 해조류 반찬 자주 섭취하기

생선은 오메가-3 지방산이 풍부하여 염증을 줄이고 혈당을 안정적으로 유지하는 데 도움이 된다. 한식에서 흔히 먹는 고등어, 꽁치, 명태 같은 생선들은 혈당 반응에 긍정적인 영향을 주고, 인슐린 저항성을 낮추는 데 유익하다. 해조류는 칼로리가 낮고 섬유질이 많아 포만감을 오래 유지할 수 있어 혈당 조절에 매우 효과적이다.

과일은 식전이나 식사 중 섭취하기

한식에서 과일은 종종 식후 디저트로 먹지만, 당뇨인은 과일을 식사 중이나 식전에 섭취하는 것이 더 좋다. 과일의 천연 당분은 식전에 섭취하면 인슐린 반응을 완화하고, 식사 중 섭취하면 다른 음식과 함께 소화되어 혈당이 서서히 오른다. 이를 통해 식후 혈당 피크를 예방할 수 있다.

채소 다양성 높이기

한식 반찬에서 제공되는 다양한 채소들은 혈당 반응을 낮추고 포만감을 유지하는 데 도움을 준다. 무침, 나물 등으로 다양한 조리법을 활용하면 채소 섭취량을 쉽게 늘릴 수 있으며, 식사 중 채소를 먼저 섭취하면 혈당 반응을 더 효과적으로 조절할 수 있다. 다양한 색상의 채소는 각기 다른 항산화제와 영양소를 제공해 염증 완화에 도움을 준다.

규칙적인 식사 시간과 식사 간격 조절

한식에서는 일정한 식사 간격을 유지하며 규칙적으로 식사하는 것이 중요하다. 하루 세끼를 규칙적으로 섭취하면 혈당이 안정적으로 유지되며, 특히 저녁을 가볍게 하고 잠자기 최소 3시간 전에 식사를 마치는 것이 중요하다. 규칙적인 식사 패턴은 인슐린 분비 패턴을 안정화시키고, 체내 대사 리듬을 맞추어 혈당 변동을 줄이는 데 효과적이다.

이러한 방법들을 통해 한식을 당뇨인에게 적합한 방식으로 구성하면 당뇨인을 위한 지속 가능한 최고의 식단이 마련된다. 혈당 조절과 인슐린 저항성 개선에 큰 도움을 줄 뿐만 아니라 극단적인 음식 관리로 인해 오히려 발생하는 합병증도 막을 수 있다.

6

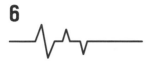

당뇨인에게 근력 운동이
필요한 이유

    당뇨인에게 음식 다음으로 중요한 것은 바로 운동이다.

    당뇨인 운동의 중요성에 대해 덴마크 코펜하겐 신체활동연구센터에서 당뇨병이 있는 성인 약 7,500명을 대상으로 시행한 연구가 있다. 이는 자전거 타기의 건강 효과를 분석한 연구이다.

    1주일에 자전거를 몇 분 타는지에 따라 환자군을 나눈 후, 1분 이상·60분 이상·150분 이상·300분 이상 이렇게 네 그룹으로 구분했다. 각 그룹의 사망률을 분석했더니, 자전거를 전혀 타지 않는 그룹에 비해 자전거를 타는 그룹은 20% 이상 낮은 사망률을 보였다 (각 그룹당 22%, 24%, 32%, 24% 낮았다). 특히 사망률이 가장 낮은 그룹은 150분 이상~300분 미만으로 자전거를 타는 그룹이었는데, 자그

자전거 운동 시간에 따른 사망률 감소 비교

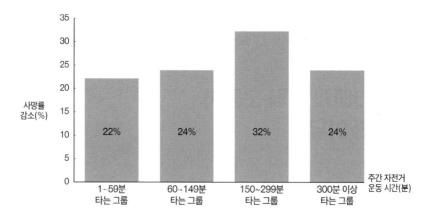

마치 32%나 낮은 사망률을 나타냈다.

운동 여부로 사망률이 30% 이상 차이가 난다는 것은 정말 놀라운 사실이다. 일주일에 150분 운동하면 사망률이 낮아진다는 연구 결과를 통해 혈당 조절에도 당연히 운동이 장기적으로 유리하다는 사실을 알 수 있다.

운동은 사람마다, 또 상황마다 적정한 정도가 다르다. 운동하면 인슐린 저항성은 낮아지고, 인슐린 감수성은 높아지는데, 이 효과는 48시간 정도 지속되는 것으로 알려져 있다. 그래서 운동은 이틀 이상 연달아서 쉬지 않는 게 좋다. 매일 운동하기 힘들다면, 격일로 운동하자. 똑같이 일주일에 세 번을 운동하더라도 3일 연속으로 운동하고 쭉 쉬는 것보다 하루 운동하고 하루 쉬는 패턴으로 생활하는 것이 혈당을 낮추는 데 도움이 된다.

무엇보다 당뇨인이라면 근력 운동이 좋다. 근력 운동(저항 운동)은 당뇨인의 혈당 조절과 인슐린 감수성 개선에 중요한 역할을 한다. 여러 연구와 가이드라인에 따르면, 근력 운동은 당뇨병 관리의 핵심 요소로, 특히 당뇨병의 근본적인 원인 중 하나인 인슐린 저항성 개선에 효과적이다.

인슐린 감수성 증가 : 근력 운동은 근육 내 포도당 수송을 향상시켜 인슐린 감수성을 높이는 데 도움이 된다. 운동은 근육 세포의 GLUT4 단백질(포도당 수송체) 활성화를 촉진하여 근육이 포도당을 더 잘 흡수하도록 한다. 이는 인슐린을 적게 사용해도 혈당을 더 효과적으로 낮출 수 있도록 해주므로, 인슐린 저항성 개선에 중요한 역할을 한다.

혈당 조절 향상 : 정기적인 근력 운동은 당화혈색소(HbA1c) 수치를 감소시킨다. 연구에 따르면, 근력 운동을 지속적으로 실시하면 HbA1c가 평균적으로 0.5~0.8%까지 감소할 수 있으며, 이는 당뇨병 관리에 있어 상당히 긍정적 영향을 미친다.

<근력 운동이 당뇨인에게 미치는 영향>

근육량 유지 및 증가 : 근육은 대사 속도를 증가시키는 주요 조직이기 때문에 근력 운동은 근육량을 늘려 기초 대사량을 높이고, 이를 통해 체내 지방 감소와 혈당 조절에 도움을 준다. 특히 고강도 근력 운동은 지방 대사를 촉진하고 근육 손실을 방지하는 데 효과적이다. 근육량이 많아지면 당을 저장하는 능력이 높아져 체내 혈당 조절이 쉬워진다.

심혈관 건강 개선 : 근력 운동은 심혈관 질환 위험을 줄여주는 효과도 있다. 특히 제2형 당뇨인은 심혈관 질환 위험이 높아서 근력 운동을 통해 혈압과 콜레스테롤 수치를 개선하고 혈관 건강을 유지하는 것이 중요하다. 심혈관 건강 개선은 혈당 조절과도 밀접하게 연결되어 있으며, 이는 장기적인 당뇨병성 합병증을 줄이는 데 기여한다.

정신 건강과 삶의 질 향상 : 근력 운동은 당뇨인의 스트레스와 우울 증상을 완화하는 데 도움을 줄 수 있다. 규칙적인 운동은 자존감을 높이고 정서적인 안정감을 제공하여, 당뇨병으로 인한 생활의 질을 유지할 수 있게 돕는다.

이러한 이유로 근력 운동은 당뇨인에게 매우 중요하며, 일반적으로 주 3회 이상 하는 것이 좋다. 이때 하체 근력 운동을 위주로 하는 게 좋은데, 전체 근육 중 하체 근육이 약 60% 이상 차지하기 때문이다. 특히 허벅지, 엉덩이, 종아리와 같은 하체 근육군은 신체의 가장 큰 근육으로 구성되어 있어, 근력과 대사에 큰 영향을 미친다. 하체 근육의 크기와 비중이 크기 때문에 하체 운동은 칼로리 소모와 혈당 조절에 매우 효과적이다.

다음은 당뇨인을 위한 간편한 근육 단련 운동을 소개했다. 생활 속에서 쉽게 실천할 수 있는 운동들이니 꾸준히 따라해보자.

1) 계단 오르기 5분

당뇨인을 위한 가장 추천할 만한 운동은 계단 오르기이다. 계단 오르기는 시간 대비 효율이 뛰어난 운동으로, 언제 어디서든 쉽게 실천할 수 있다. 운동의 필요성은 느끼지만, 시간이 부족해 실천하지 못하는 사람들이 많다. 이러한 사람들에게 계단 오르기는 최적의 선택이 될 수 있다. 연구에 따르면, 매일 5분 정도만 계단을 오르더라도 심장병 발생 위험이 감소하는 것으로 나타났다. 그러니 심혈관 합병증을 걱정하는 당뇨인에게 매우 효과적인 운동이다.

특히 계단 오르기를 할 때 주로 사용하는 엉덩이와 허벅지 근육은 우리 몸에서 가장 큰 근육이다. 큰 근육을 집중적으로 단련하면 열량 소모와 근육 성장이 더욱 효과적으로 이루어질 수 있다. 이와 함께 혈당 조절에도 큰 도움이 된다.

2) 스쿼트

국내 성인 32만 명을 대상으로 허벅지 둘레와 당뇨병 유병률의 관계를 분석한 연구에 따르면, 허벅지 둘레가 클수록 당뇨병 위험이 낮은 것으로 나타났다. 연세대학교 보건대학원의 연구 결과에 따르면, 남성의 경우 허벅지 둘레가 60cm 이상일 때 당뇨병 발생 확률이 43cm 미만인 사람보다 4분의 1 수준으로 낮았다. 이러한 연구 결과는 허벅지 근육 강화의 중요성을 강조하는데, 당뇨 관리에서 가장 추천하는 운동은 스쿼트이다. 스쿼트는 짧은 5~10분의 운동만으로도 매우 큰 효과를 볼 수 있는 운동이며, 특별한 도구 없이 집에서 쉽게 실천할 수 있다. 또한 반복 횟수를 조절하면 무릎 통증이 있는 경우를 제외하고는 남녀노소 누구나 부담 없이 할 수 있다.

스쿼트는 굳이 바벨과 같은 무거운 기구를 사용하지 않아도 반복 횟수를 늘리는 것만으로도 운동량이 충분하다. 특히 맨몸 스쿼트를 꾸준히 하면서 허벅지 근육을 강화하면 혈당 조절 능력이 향상되고, 심혈관 건강 개선에도 긍정적인 영향을 미친다.

〈운동 방법〉

- 기본 자세
  - 양손을 앞으로 뻗는다.
  - 투명 의자에 앉는다는 생각으로 천천히 내려간다.
  - 허벅지가 지면과 수평, 허벅지와 상체가 이루는 각도는 약 45도가 되도록 한다.

- 주의할 점
  - 허리가 구부러지지 않도록 주의한다.
  - 아랫배에 힘을 주어 허리가 구부러지는 것을 방지한다.
  - 처음 스쿼트를 시도하는 경우 전신 거울을 활용하여 자세를 점검하는 것이 좋다.

- 통증이 있을 때 조정 방법
  - 스쿼트를 하면서 무릎이나 허리에 통증이 발생한다면, 먼저 자세가 올바른지 확인한다.
  - 올바른 자세에도 불편함이 있다면, 허벅지가 완전히 수평이 되지 않도록 살짝만 내려가도록 조정한다.
  - 의자를 손으로 잡고 천천히 내려가는 것도 부담을 줄이는 데 도움이 된다.

3) 가자미근 푸시업

가자미근은 종아리 깊숙이 위치한 근육으로, 겉으로 보면 힘을 줄 때 불룩하게 솟아오르는 비복근 아래에 넓게 자리 잡고 있다.

가자미근은 다리에 있는 혈액을 심장으로 올려보내는 역할을 해서 '제2의 심장'이라고도 불린다. 연구에 따르면, 가자미근을 꾸준히 자극하는 것만으로도 혈당과 체지방을 낮추는 효과가 있는 것으로 밝혀졌다. 그러니 당뇨가 있는 사람에게 가자미근 운동은 매우 유익하다.

의자에 앉아서 간단히 수행할 수 있는 가자미근 푸시업은 누구나 쉽게 실천할 수 있는 운동이다. 다음과 같은 방법을 따르면 효과적으로 가자미근을 자극할 수 있다.

〈운동 방법〉

- 의자 선택 및 자세 조정
  - 허리를 곧게 펴고 바른 자세로 앉는다.
  - 의자의 높이는 무릎 각도가 90도가 되는 수준이 이상적이다. 너무 낮거나 높지 않은 의자를 선택한다.
  - 두 다리는 편안한 간격으로 벌리고, 발바닥 전체가 바닥에 닿도록 한다.
  - 발이 너무 앞에 위치하면 안 되며, 발뒤꿈치는 무릎 밑이나 약간 뒤에

위치해야 한다.

- 운동 수행
  - 발뒤꿈치를 천천히 들어 올린 후, 잠시 유지한 뒤 내린다.
  - 이때 종아리 쪽에 힘이 들어가는 느낌을 받을 수 있으며, 가자미근에 자극이 오는 것을 인지하는 것이 중요하다.
  - 발뒤꿈치를 들어 올리고 내리는 동작을 반복하여 운동을 지속한다.

서서 수행하는 가자미근 운동은 '카프 레이즈(calf raise)'라고 하며, 헬스장에서도 널리 활용되는 대표적인 운동이다.

<카프 레이즈 운동 방법>

- 발뒤꿈치를 들어 올려 종아리를 수축한 후, 천천히 내린다.
- 종아리에 힘을 가했다가 풀어주며 반복한다.
- 세트 수와 반복 횟수를 설정하여 운동하거나, 일상에서 엘리베이터를 기다릴 때, 지하철이나 버스를 기다릴 때 짬짬이 실천한다.

이 운동을 꾸준히 실천하면 다리의 혈액순환이 개선되고, 혈당 조절과 체지방 감소에 도움이 된다. 특히 장시간 앉아있는 직장인이나 활동량이 적은 사람들에게 매우 효과적이다.

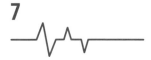

7

근육 운동이 힘들다면
식후 산책 10분은 필수

당뇨가 걱정된다면 식단 관리와 운동은 필수이다. 매일 먹는 음식의 종류와 양을 관리해야 하고, 적당한 강도 이상의 운동이 필요하다. 특히 하체 근력을 기르는 운동이 가장 효과적이기 때문에 스쿼트, 계단 오르기, 자전거 타기, 달리기와 같이 하체 근육을 쓰는 운동을 추천한다. 그러나 이러한 운동들은 강도가 높아서 하기 힘들거나, 매일 따로 시간을 내지 못해 꾸준히 하기 힘들다. 굳이 시간을 내서 격렬한 운동을 하지 않더라도, 만 보를 꼭 채우지 않더라도, 밥 먹고 나서 가벼운 산책 10분만으로도 혈당 안정화에는 큰 도움을 줄 수 있다.

2013년 미국에서 발표된 한 논문에 따르면, 끼니때마다 식후 15

분 동안 걷는 것이 아침에 몰아서 45분 걷는 것보다 혈당 개선 효과가 훨씬 더 컸다고 밝혔다. 2022년 아일랜드의 한 연구에서는 식후 2~5분 정도의 짧은 걷기 운동도 혈당 수치를 조절하는 데 상당한 효과를 낸다고 발표했다. 그 외 잠깐 몸을 움직이는 것만으로도 혈당 개선에 도움이 된다는 연구가 많다. 굳이 시간을 많이 들이지 않더라도, 가벼운 식후 산책만으로도 혈당 개선에 도움이 된다. 식후 산책하면 어떠한 이점이 있을지 알아보자.

첫째, 운동을 하면 근육의 인슐린 감수성이 높아진다. 즉 똑같은 양의 인슐린이 분비되어도 당이 근육에 더 잘 흡수되어 혈당이 잘 떨어진다. 2형 당뇨가 있다면, 인슐린이 분비되어도 세포에서 포도당을 잘 받아들이지 않아 혈당이 잘 떨어지지 않는다. 이를 '인슐린 저항성이 있다'라고 표현한다. 특히 근육을 구성하고 있는 근육 세포에도 인슐린 저항성이 있으면 당을 제대로 흡수할 수 없는데, 산책만 해도 이 인슐린 저항성이 개선되어 혈당이 더 잘 떨어진다.

밥을 먹고 나서 높아진 혈당은 우리 몸의 곳곳에 흡수된다. 지방에서도 흡수하고, 근육에서도 흡수하고, 각종 장기에서도 흡수하는데, 그중 혈당을 가장 많이 흡수하는 곳은 하체 근육이다. 하체 근육은 식사로 높아진 혈당의 절반 이상을 흡수한다. 그러니 밥을 먹고 나면 가만히 앉아있지 말고 하체를 움직여 줘야 한다. 그래야 하체 쪽으로 가는 혈류량이 늘고, 늘어난 혈류량을 타고 하체 근육 쪽으로 혈당이 간다.

둘째, 운동을 해서 근육이 수축하면 인슐린이 분비되지 않아도 혈당이 떨어진다. 혈당이 떨어지려면 췌장에서 인슐린을 분비해서, 우리 몸의 세포에 당을 흡수하라고 명령을 내려야 하는데, 운동을 해서 근육이 수축하면 인슐린의 명령이 없더라도 당을 흡수해서 혈당이 떨어진다. 2형 당뇨를 오래 앓는 경우, 인슐린의 분비량이 정상인보다 많이 떨어지는 편인데, 몸을 움직이면 인슐린 분비량이 떨어져도 혈낭을 낮출 수 있다. 인슐린이 없어도 근육이 당을 흡수할 수 있는 이유는 바로 GLUT4라는 물질 때문이다. 근육을 움직여서 운동을 하면 GLUT4가 증가하고, 증가한 GLUT4는 근육 세포가 포도당을 많이 받아들이게끔 한다.

셋째, 식후 혈당을 낮추기 위해서 격렬한 운동을 하면 배가 아프거나, 속이 불편할 수 있다. 그러나 가벼운 산책은 불편한 증상 없이도 식후 혈당을 낮추고, 근력을 강화할 수 있다. 만약 허벅지 근육량이 많더라도 식후 산책을 하는 것이 좋다. 다리를 움직여야 다리 쪽으로 가는 혈관이 열리고, 혈관을 따라 당이 허벅지 근육에 많이 도달하기 때문이다. 시간만 허락한다면 하루 세 번 아침, 점심, 저녁 식후에 잠깐씩 산책하는 것이 제일 좋다. 혈당을 안정화하는 측면에서 보면 하루에 몰아서 열심히 운동하는 것보다 잠깐씩 짬을 내서 식후에 운동하는 것이 오히려 좋다. 30분 정도 충분히 해주는 것이 좋지만, 시간이 없다면 10분이라도 하자. 잠깐 산책을 통해 자고 있는 하체 근육을 깨워 준다면, 식후 혈당 개선에 많은 도움이 될 것이다.

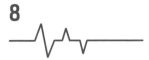

당뇨인 운동 시 주의 사항

운동을 하더라도, 당뇨인의 특성상 조심해야 하는 부분이 있는데, 당뇨인은 운동할 때 다음의 5가지를 주의해야 한다.

1) 당뇨발은 조심하기

첫 번째 주의사항은 당뇨발이다. 당뇨발이 있는 경우 운동할 때 조심해야 한다. 운동하다 발에 상처가 생기면 잘 아물지 않으면서 궤양이 생길 수 있다. 특히 당뇨발로 발바닥 감각이 감소한 경우, 통증을 느끼지 못할 수 있어서 더욱 위험하다.

운동할 때는 두꺼운 양말과 편한 운동화를 신어야 한다. 만약 당뇨발이 심하다면 가벼운 운동을 위주로 하고, 발에 무리가 가는 운동이나 상처가 날 수 있는 운동은 하지 않는 게 좋다. 예를 들면 가볍게 걷기는 좋지만, 험한 산을 오르는 등산은 하지 말아야 한다.

2) 공복에 운동은 금물

체중 감량을 목적으로 운동할 때 공복 운동이 좋다고 알려졌는데, 공복 운동은 저혈당 위험을 높인다. 식후 30~60분 뒤에 운동하는 것이 좋다. 만약 등산이나 골프를 가면 저혈당을 대비해서 간식을 가지고 가야 한다. 저혈당을 대비하는 간식으로 적절한 것은 단순당으로 바로 흡수되는 사탕, 주스, 꿀이 좋고 초콜릿, 우유, 떡은 흡수가 느려서 저혈당에는 적절하지 않다.

3) 당뇨약을 먹은 직후 운동하지 말기

당뇨약이나 인슐린 주사를 맞고 바로 운동을 하면 저혈당이 올 수 있다. 약 복용이나 인슐린 주사를 맞고 나서는 약 한 시간 정도 후에 운동을 시작하는 게 좋다.

4) 고혈당일 때는 운동하지 말기

공복 혈당이 너무 높은 경우 운동하지 않는 것이 좋다. 운동 후 혈당이 오히려 높아지는 경험을 많이 해보았을 것이다. 공복 혈당이 300mg/dL 이상이라면 운동 후 혈당과 케톤이 증가해서 위험할 수 있다. 이렇게 혈당이 높을 때는 힘든 운동보다는 식단과 한약 등으로 혈당 조절을 먼저 하면서 천천히 걷기 같은 아주 낮은 강도의 운동부터 시작하는 게 좋다.

5) 물 마시기

다섯 번째 주의사항은 수분 섭취이다. 운동할 때는 땀을 흘리는 만큼 수분을 신경 써서 보충해야 하는데, 특히 당뇨인은 수분이 적어지면 혈당이 높아지므로 반드시 틈틈이 물을 마시면서 운동해야 한다.

많은 당뇨인이 운동 중 저혈당 쇼크를 겪는 등 위험한 상황이 발생하기도 한다. 이때 위의 5가지 주의 사항을 꼭 숙지하고 지혜롭게 운동하길 바란다.

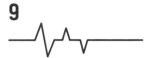

9

당뇨인 최고의 생활 관리 비법
'맨발 걷기'

　나는 당뇨인에게 열과 성을 다해 맨발 걷기를 적극적으로 권하고 있다. 또한 나 역시 맨발 걷기를 실천하며 놀라운 경험을 한다. 맨발 걷기를 하고 난 날은 숙면을 해 피곤함이 사라지는 것을 느낀다. 당뇨인들에게 맨발 걷기를 권유해 본 결과, 맨발 걷기를 통해 나와 비교할 수 없을 정도로 건강이 좋아졌다. 그런 사례들을 보며 당뇨에 맨발 걷기가 정말 필요하다는 것을 알게 되었다.

　2년 전에 내원한 박○○ 님은 발저림 때문에 잠을 제대로 자지 못했고, 이제 막 진단받은 당뇨를 완전히 극복하고 싶어했다. 건강에 적신호가 켜진 건 10년 전 뇌졸중을 겪으면서였다고 했다. 그 뒤로 복용하는 약이 점점 늘어났고, 새벽 2~4시가 되어야 겨우 잠들고, 살도 빠지는 등 점점 상태가 악화되었다. 급기야 당뇨까지 진단 받았고, 설상가상 당뇨 발저림도 온 것이다. 발저림이든 당뇨든 모두 간의 문제라서 간 기능을 회복시키는 한약을 처방했다. 이분은 한약을 드시는 3개월 동안 맨발 걷기를 함께 실천했다. 퇴직했으니 시간적 여유가 있어 매일 맨발 걷기를 2시간씩 했는데, 한약 치료와 맨발 걷기 딱 3개월 만에 모든 혈액검사 수치가 정상이 되었고, 당뇨약을 모두 단약하고도 당화혈색소 5.7%가 나왔다. 당뇨 발저림은 모두 사라졌다. 평소 한약만 처방했을 때보다 맨발 걷기를 함께 했을 때 치료 효과가 월등히 좋았다.

실제 2021년 11월 12일자로 방영된 방송 〈천기누설〉에 의사가 출연해 맨발 걷기를 하면 혈액이 맑고 튼튼해지고, 적혈구의 응집을 감소시켜 혈액의 흐름을 원활히 하고, 고지혈증에 도움이 되고, 염증이 완화되고, 활력 회복에 도움이 되고, 지압 효과가 있다고 한다. 이처럼 혈액이 맑아지고 튼튼해지니 당뇨에도 도움이 되고, 특히 모세혈관 문제와 관련이 깊은 3대 당뇨병성 합병증 예방에 좋다. 혈당이 잘 잡혀도 당뇨병성 합병증이 발병해 고생하는 사람들이 많은데, 그런 환자들에게 맨발 걷기를 적극 권한다.

만약 발에 상처가 날까 봐 주저하게 된다면, 맨발 신발을 활용해보자. 맨발 신발은 밑창이 전기가 통하는 특수한 소재로 되어 있어 맨발로 땅을 딛는 것과 같은 접지 효과가 있다. 또한 밑창이 얇아 발바닥의 감각세포가 자극되는 지압 효과도 있다. 당뇨인은 발의 상처가 큰 문제가 될 수 있으니, 모든 당뇨인에게 맨발 신발을 적극 추천한다. 물론 맨발로 걷기를 한 효과에는 덜 미치지만, 그래도 맨발 걷기의 핵심 효과 두 가지인 접지와 지압 효과를 얻을 수 있어 당뇨인에게 매우 유용하다.

맨발 걷기의 대표적인 5가지 효과

내게 진료받는 당뇨인들은 맨발 걷기를 일주일에 3회 이상 해야 한다. 맨발 걷기를 매번 진료 때마다 강조하고, 권하기 때문이다. 실제 한약 치료만 하는 것보다 맨발 걷기를 함께 했을 때 효과가 더 좋고 빠르다. 다행히 70% 이상의 환자분들이 일주일에 3회 이상 맨발 걷기를 실천 중이다. 그런데 잘 관찰해 보니 맨발 걷기를 했기에 더 빠르게 호전된 5가지 공통점이 있었다.

첫째, 수면의 질이 좋아진다. 불면증까지는 아니더라도 수면장애는 대부분 당뇨인이 가지고 있다. 처음에 잠들기까지 30분 이상 걸리거나, 중간에 2회 이상 깨거나 혹은 이렇게 깼을 때 다시 잠들기까지 30분 이상 걸리거나, 꿈을 많이 꿔서 잠을 깊이 못 자는 등 대부분 수면장애가 있으며, '한 번도 안 깨고 아침까지 푹 잔다'라고 말하는 사람은 정말 드물다.

그런데 맨발 걷기를 하면 이런 수면장애가 조금씩 나아지기 시작한다. 좀 더 빨리 잠들고, 덜 깨고, 깊이 자는 것이다. 맨발 걷기를 매일 하지 않는 환자는 맨발 걷기를 한 날 더 잘 자고, 하지 못한 날 더 못 자는 것을 느낀다고 한다. 이렇게 맨발 걷기를 매일 2주 이상 실천하면 전보다 수면의 양과 질이 훨씬 좋아지는 것을 느낀다고 한다. 나 역시 굉장히 잘 자는 편인데도 확실히 맨발 걷기 한 날에는 더 푹 잔 느낌을 받는다. 가장 빠르게 나타나는 변화이니, 맨발 걷기를 하면서 확인해 보길 바란다.

둘째, 근육량이 증가한다. 맨발 걷기를 했더니 스쿼트 개수가 늘고, 하체에 힘이 생겼다는 이야기들을 한다. 실제 당뇨 진료를 해보면 인바디 상에서 근육량이 늘어간다. 특히 매일 1시간씩 실천하는 분들일수록 근육량 증가가 명확하다. 근육이 생긴다는 건 몸이 좋아진다는 뜻인데 특히 간 기능이 좋아지는 걸 의미한다. 한의학에서 간과 근육은 관련이 깊기 때문에 근육량이 늘어가려면 간 기능이 좋아야 한다. 나는 요가를 10년 넘게 하고 있는데, 맨발 걷기를 시작한 후에는 어렵던 하체 동작들이 되는 것을 체험했다.

셋째, 마음이 안정된다. 맨발로 걸으면 자연스럽게 발에 나의 정신과 마음이 집중된다. 전방 주시를 해야 하니 시선은 바닥을 향하게 되고, 발에 익숙하지 않은 것들이 닿으니 발에 온 신경이 집중된다. 잡념을 지우고 어느 하나에 집중하는 것, 그게 바로 명상이다.

그래서 맨발 걷기를 하면 마음이 차분해지고 안정된다. 특히 맨발 걷기를 자연에서 한다면, 그 효과는 배가 된다. 초보자들은 운동장이나 놀이터 흙에서 하지만 어느 정도 익숙해지면 산으로 바다로 가서 자연 속에서 맨발로 걸어보길 추천한다.

넷째, 소화 기능이 좋아진다. 식후에 신발 신고 걷기만 해도 소화가 잘되는데 맨발로 걸으면 더 좋아진다. 발바닥에는 오장육부가 있다니 맨발로 걸으면 소화기가 자극되어 소화가 촉진된다. 과식으로 속이 불편했을 때 30분 정도 맨발로 걸으면 속이 빠르게 호전되는 걸 경험할 수 있을 것이다. 맨발 걷기를 2주 이상 실천하면, 소화 기능도 좋아지고, 변비도 완화된다고들 한다. 특히 평소에 잘 체하거나 소화력이 약한 분들이라면, 식후에 맨발 걷기를 꼭 실천해 보자.

다섯째, 손발이 따뜻해진다. 맨발로 걷고 나면 발이 화끈거리는데 괜찮은지에 대한 문의가 많다. 몸이 안 좋은 사람일수록 맨발 걷기로 혈액순환이 갑자기 잘되니 오히려 발바닥이 따뜻하거나 화끈거린다고 한다. 혹은 피가 통하는 느낌, 약간의 저리는 느낌이 있다고 표현하기도 한다. 그러면서 기분이 좋은 느낌이라고 덧붙인다. 그만큼 혈액순환이 잘 안되고, 혈관이 건강하지 않았던 상태라서 맨발 걷기를 하니 갑자기 혈액순환이 촉진되어 느끼는 증상이다. 맨발 걷기를 꾸준히 하면 기초 체온이 높아져 면역력도 올라간다.

이런 효과를 느끼려면 맨발 걷기를 최소 30분에서 1시간씩 매일

해야 한다. 이 다섯 가지 효과는 약으로도 얻기 어려운 이점이다. 맨발 걷기라는 간단한 방법으로 위의 이점을 얻을 수 있다면 하지 않을 이유가 없다. 물론 발의 상처는 항상 조심해야 하며, 파상풍 주사도 권장한다. 또한 날씨나 발의 상처 걱정 때문에 맨발 걷기가 어렵다면, 앞서 언급한 대로 맨발 걷기의 원리를 구현한 맨발 신발을 착용하길 권한다.

맨발 걷기가 당뇨병성 합병증 예방에 도움이 되는 이유

맨발 걷기가 당뇨병성 합병증 예방에도 도움을 된다는 연구 결과들을 살펴보자.

첫째, 혈액의 흐름이 개선된다. 당뇨병성 합병증은 혈관 문제 때문에 생긴다. 혈당이 높은 상태가 지속되면, 우리 몸의 혈관벽은 녹슨 파이프처럼 조금씩 손상된다. 혈관벽이 손상되면 피가 흐를 수 있는 공간이 좁아져, 혈액의 흐름이 줄어들게 된다. 혈액이 필요한 곳에 제대로 공급이 되지 않으면, 여러 문제가 생긴다.

눈에 혈액 공급이 부족해지면 눈이 침침해지고, 시력이 떨어지는 등의 문제가 생기고, 콩팥에 혈액 공급이 부족해지면 콩팥이 조금씩 망가져 결국 투석하게 될 수 있다.

발에 혈액 공급이 부족해지면 발이 저리고 아프고 화끈거리는 등의 불편한 감각이 생긴다. 심하면 발의 일부를 잘라내야 할 수도 있다. 그런데 맨발 걷기를 하면 혈액의 흐름을 개선할 수 있다.

Earthing (Grounding) the Human Body Reduces Blood Viscosity—a Major Factor in Cardiovascular Disease

Gaétan Chevalier, PhD,[1] Stephen T. Sinatra, MD, FACC, FACN,[2] James L. Oschman, PhD,[3] and Richard M. Delany, MD, FACC[4]

이 연구에서는 발바닥에 접지가 되는 선을 연결해 10분 동안 가만히 앉아 있는 시험을 했는데, 맨발 걷기의 핵심 원리인 땅과의 접지가 혈액 흐름에 어떠한 영향을 주는가를 연구한 내용이다.

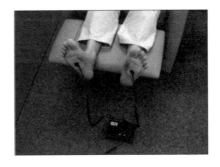

그림과 같은 패치를 손과 발에 연결하고, 반대편 선은 스테인리스 막대기에 연결했다. 그리고 그 막대기를 바깥의 땅에 꽂아 놓았다. 몸이 직접 땅에 닿지는 않았지만, 선을 통해 바깥의 땅과 연결하

여 접지되도록 한 것이다. 이렇게 연결된 상태로 가만히 앉아있게 했는데, 그 결과 땅에 연결한 것만으로도 혈액의 속도가 늘어나며, 제타 전위의 절댓값이 커지는 것을 확인할 수 있었다.

Subject	Velocity (μm/s)			Zeta Potential (mV)		
#	Before	During	Dur/Bef	Before	During	Dur/Bef
1	11.9	29.2	2.46	−7.96	−19.6	2.46
2	3.65	13.6	3.73	−2.45	−9.14	3.73
3	9.36	11.6	1.24	−5.62	−7.12	1.27
4	12.1	21.6	1.79	−7.29	−13.6	1.86
5	9.46	20.8	2.20	−5.87	−13.0	2.22
6	5.78	32.0	5.53	−3.61	−20.3	5.63
7	11.8	42.7	3.61	−7.40	−26.8	3.63
8	7.42	24.4	3.29	−4.66	−15.4	3.30
9	5.26	11.4	2.16	−4.14	−8.96	2.16
10	4.80	10.7	2.23	−3.80	−8.50	2.24
Total	81.5	218		−52.8	−143	
Average	8.15	21.8	2.68	−5.28	−14.3	2.70
SD	3.19	10.6	1.24	1.85	6.37	1.26
SEM	1.01	3.34	0.39	0.585	2.02	0.40
t-test:		5.63E-04			3.57E-04	

혈액의 속도가 늘어나면 혈액의 흐름이 개선되어 혈관이 막힐 확률이 줄어든다는 것은 직관적으로 알 수 있다. 제타 전위는 입자들이 붙어있는지, 서로 떨어져 있는지 판단하기 위해서 측정하는 수치이다. 절댓값이 클수록 입자가 서로 떨어져 있다고 판단한다.

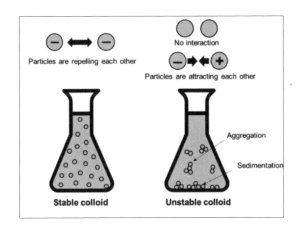

즉, 접지하면 혈액에 있는 적혈구가 왼쪽 그림처럼 띄엄띄엄 떨어져 있는 상태가 되는데, 이러면 피가 덜 엉겨 붙으니, 혈액의 흐름이 개선될 수 있다.

둘째, 염증이 개선된다. 우리 몸에 염증이 많이 생기면 합병증 위험 또한 커지는데, 접지가 염증을 줄일 수 있다는 연구가 있다.

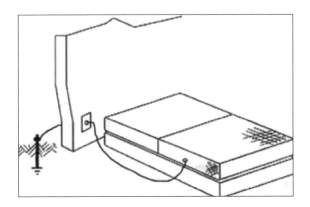

이 연구에서는 앞 페이지의 그림과 같이 바깥 땅으로 이어진 침대에서 자는 것 즉 접지 상태에서 잠을 자는 것만으로도 염증을 줄일 수 있음을 보고했다.

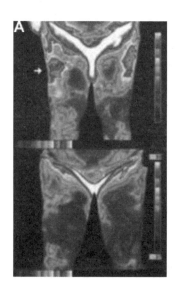

염증이 있는지 확인하는 방법에는 여러 가지가 있는데, 이 연구에서는 적외선 체열 검사를 통해 염증 여부를 확인했다. 염증이 생기면 해당 부위가 상대적으로 뜨거워져 적외선 검사상 빨갛게 보인다. 이 사람은 위의 그림에 있는 침대에서 며칠 자는 것만으로도 염증이 줄어들었다.

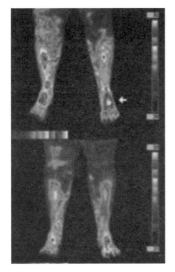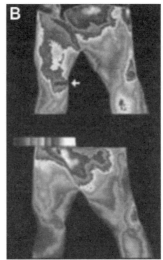

　이 두 경우도 마찬가지다. 빨갛게 염증이 있는 부분이 없어진 것을 확인할 수 있다.

　앞서 소개한 연구 모두 땅에 연결하는 것만으로도 몸 상태가 개선될 수 있음을 보여주었다. 단순히 연결하는 것뿐만 아니라 직접 맨발로 걸으면 위의 효과와 더불어 근육 자극 등 추가 효과도 얻을 수 있다.

맨발 걷기 장소 추천

초급자를 위한 장소

① 흙길

예전에는 학교 운동장에 흙이 있었는데 요새는 흙이 없는 운동장도 많다. 그리고 흙이 있다고 해도 개방 시간이 정해져 있어 시간대를 잘 확인해야 한다. 학교 운동장이 맨발 걷기 초급자들이 하기에 가장 좋은 장소이기 때문에 집 주변에 흙으로 된 개방된 학교 운동장이 있다면 운이 좋은 것이다.

마땅한 학교 운동장이 없다면 놀이터를 찾아보자. 마찬가지로 흙 없는 놀이터가 많아지고 있지만, 간혹 흙이 있는 놀이터를 발견할 수 있다. 아이들이 학교에 가고 없는 오전과 낮 시간을 잘 활용하면 놀이터 흙에서 편하게 맨발 걷기를 할 수 있다. 첫 번째 추천 장소인 흙에서 최소 보름에서 한 달 정도 맨발 걷기를 해보자. 처음부터 어려운 장소에 가면 몸살이 나거나 발이나 무릎이 아프다고 포기하는 경우가 많은데, 학교 운동장이나 놀이터에서 시작하면 발바닥과 무릎 그리고 우리 몸이 조금씩 적응할 수 있어 자신감도 생기고 오랫동안 맨발 걷기를 할 수 있는 동력이 된다.

② 공원 산책길

집 주변 공원에 흙길이 없다면 잔디도 괜찮다. 잔디 느낌을 더 좋아하는 사람도 있다. 학교나 놀이터 흙보다 공원이 더 좋은 점은 새 소리도 듣고, 나무도 볼 수 있기 때문이다. 자연을 신발 없이 자유롭게 느껴보자.

③ 황톳길

사실 황톳길은 찾기 어려운 장소이다. 요새는 맨발 걷기에 사람들 관심이 많아지다 보니 지자체에서 황톳길을 조성해 주는 곳이 있다. 말 그대로 몸에 좋은 황토로 만든 길을 황톳길이라고 하는데 푹신푹신한 게 촉감이 좋아서 오히려 흙보다 걷기가 더 좋다. 혹시 황톳길을 만난다면 맨발 걷기를 하라고 일부러 조성해 놓은 길이니 망설이지 말고 신발과 양말을 벗고 맨발 걷기에 동참해 보자.

중급자를 위한 장소

① 해변

해변이 보기에는 쉬워 보이지만, 발이 푹푹 빠져서 체력 소모가 많다. 그래서 해변에 있는 모래사장은 중급자에게 추천한다. 해변에서는 눈치 보지 않고 맨발로 맘껏 걸을 수 있다는 장점이 있다. 게다가 바닷물에 적셔진 모래를 거닐면 땅과의 접지가 더 잘 된다고 한다. 일반 흙보다 바닷물의 전해질 덕분에 훨씬 전도가 잘 되는 것이다. 그런 면에서 맨발 걷기에 가장 좋은 장소이다.

② 등산로

가장 만만한 산은 바로 뒷산이다. 집 주변에 있는 낮은 산부터 가보자. 산에는 오르고 내리는 경사가 있기 때문에 맨발 걷기의 지압 효과가 더 커진다. 산에 있는 흙에는 전해질이 많아 접지도 더 잘 되는데 비가 온 뒤의 촉촉한 흙을 밟으면 훨씬 좋다. 만약 맨발로 등산하는 게 걱정된다면, 처음에는 맨발 신발을 신고 걸어보자. 맨발 신발의 깔창을 빼고 걸으면 바닥을 느끼며 걸을 수 있어 적응하는 데 도움이 된다.

서울에는 맨발 걷기를 하기 좋은 산으로 강남의 대모산이 있다. 한솔 공원에서부터 걸어서 올라가면 맨발 걷기 하는 사람들을 만날 수 있다. 전 구간을 다 맨발로 걸을 필요는 없고, 처음에는 등산화나 맨발 신발을 신고 걷다가 평탄한 길에서만 맨발로 걸어보자. 적응되는 만큼 조금씩 늘려가면 된다.

③ 지압길

지금까지 소개했던 장소 중 가장 발이 아픈 장소일지도 모른다. 지압길도 좋지만 이렇게 인위적으로 만든 길보다는 지금까지 소개했던 흙, 잔디, 해변, 산 등을 추천한다. 지압길은 아파서 못 하겠다고 맨발 걷기를 포기하지 말자. 오히려 지압길보다 흙, 산 등이 덜 아프니 용기를 내길 바란다.

맨발 걷기를 할 때는 반드시 전방 주시를 잘해야 한다. 디딜 곳을 눈으로 미리 확인하여 밟으며 아플 만한 돌이나 나뭇가지가 있는지, 위험한 유리나 뾰족한 물건이 없는지 등을 주시하면서 걷자. 더불어 맨발 걷기를 꾸준히 할 계획이라면 파상풍 주사를 미리 맞는 것도 좋다. 그리고 맨발 걷기가 다 끝난 후에는 챙겨간 물티슈로 발을 잘 닦은 후 집에서 깨끗이 씻자.

맺음말

많은 사람이 당뇨는 평생 관리해야 하는 병이라고 생각합니다. 당뇨약을 꾸준히 먹고 혈당을 조절하면 합병증을 피할 수 있을 것이라 기대하지만, 오랜 진료와 연구를 통해 혈당 관리만으로는 부족하며, 결국 당뇨는 졸업해야 한다는 확신이 들었습니다.

당뇨는 단순한 혈당의 문제가 아닙니다. 오랜 기간 높은 혈당에 노출되면서 신체에는 보이지 않는 변화가 쌓여갑니다. 췌장은 무리하게 인슐린을 분비하면서 점차 지쳐가고, 메타볼릭 메모리로 인해 한 번 생긴 손상은 시간이 지나도 회복되지 않습니다. 혈당이 정상 수치로 내려가도 혈관과 장기의 손상은 계속될 수 있습니다. 이것이 바로 단순히 혈당을 조절하는 것만으로는 합병증을 막을 수 없는 이유입니다.

저는 지난 수년간 '당뇨 졸업'이라는 목표를 현실로 만들기 위해 연구하고 실천했습니다. 당뇨를 졸업한 당뇨인들의 사례가 점점 늘어나면서, 당뇨 치료의 패러다임은 분명 변화하고 있습니다. 더 이상 당뇨는 평생 관리해야 하는 병이 아닙니다.

특히 한국형 당뇨는 서양형 당뇨와는 그 특성이 다릅니다. 서양인의 당뇨는 주로 비만과 연관이 깊지만, 한국인은 상대적으로 마른 체형에서도 당뇨가 발병하는 경우가 많습니다. 단순히 체중 감량과 칼로리 제한만으로는 해결되지 않는 문제들이 있습니다. 이 점을 정확히 규명하고자 한국 당뇨인의 장내 미생물 연구를 진행하였으며, 현재 SCI급 학술지 게재를 앞두고 있습니다. 앞으로도 한국형 당뇨의 특성을 명확히 밝혀내고, 한의학을 기반으로 한 새로운 당뇨 치료법을 발전시키는 일에 최선을 다할 것입니다. 나아가 한국형 당뇨와 유사한 아시아 당뇨 치료에도 도전하여 한의학을 세계에 알리고, 치료 성과로 이어지도록 할 것입니다.

많은 사람이 "한약으로 당뇨를 치료할 수 있느냐"라고 묻습니다. 또 "수천 년 전의 치료법이 현대의 당뇨 치료에 효과가 있느냐"라는 질문도 받습니다. 하지만 전통 의학은 수백 년, 수천 년 동안 축적된 경험과 지혜로, 현대의 연구를 통해 더욱 정교하고 효과적인 치료법으로 발전하고 있습니다.

당신이 이 책을 덮는 순간, 당뇨에 대한 생각이 바뀌었기를 바랍니다. 이제 당뇨를 관리하는 것이 아니라, 졸업을 목표로 나아가야 합니다. 저는 계속해서 연구하고, 진료하며, 더 많은 당뇨인이 당뇨에서 벗어날 수 있도록 돕겠습니다. 그리고 당신이 그 길을 함께 걸어가길 바랍니다.

결국, 당뇨는 졸업해야 합니다!

평생 관리 NO, 당뇨 졸업해야 합니다

초판 1쇄 발행 2025년 3월 4일

지은이 이혜민
펴낸이 김승헌
편집 김아롬
외주 디자인 유어텍스트

펴낸곳 도서출판 작은우주
주소 서울특별시 마포구 양화로 73, 6층 MS-8호
전화 031-318-5286 | **팩스** 0303-3445-0808 | **이메일** book-agit@naver.com
등록 2014년 7월 15일(제2019-000049호)

ISBN 979-11-87310-01-3(03510)

북아지트는 작은우주의 성인단행본 브랜드입니다.